DES VULNÉRABILITÉS EN PARTAGE

RÉCIT D'UNE PÉDIATRE AU BURKINA FASO

COLLECTION « ANTHROPOLOGIES & MÉDECINES »

Dirigée par Alice Desclaux et Laurent Vidal

À l'ère de la mondialisation, les diverses formes de thérapie (ethnomédecines, biomédecine, médecines profanes et savantes, thérapies inspirées par le religieux, pharmacothérapies) sont traversées par des influences multiples, tout en parvenant à se constituer en systèmes de sens et en offres de soins. S'ajustant à l'avancée des techniques, elles attestent de nouvelles constructions sociales du corps et de la vie biologique, et s'affrontent aux évolutions épidémiologiques des sociétés.

La collection « Anthropologies & Médecines », propose des études monographiques et des analyses ethnologiques comparatives des dispositifs de traitement, de leurs conditions d'émergence, des pathologies et enjeux sanitaires auxquels ils répondent, et de leurs effets sociaux. Ancrée dans une approche anthropologique, elle s'intéresse aux processus locaux ou produits par la confrontation avec les institutions nationales ou transnationales de « santé globale », issus d'assemblages culturels, ou inspirés par des réactions contrastées à la marchandisation du corps et de la santé. Elle aborde également les systèmes de soins comme des complexes sociaux et accueille de nouvelles approches théoriques de la santé et de la maladie qui conjuguent ce que pensent et ce que font les individus comme les collectifs.

DERNIERS OUVRAGES PARUS

DESCLAUX A., BILLAUD A., SOW K. (dirs), 2022. Anthropologie appliquée aux épidémies émergentes.

DOZON J.P., 2022. Cheminements anthropologiques par temps d'épidémie.

DESCLAUX A., DIARRA A., MUSSO S. (dirs), 2021. Guérir en Afrique. Promesses et transformations.

SCHANTZ C., 2020. Construire le corps féminin. Pratiques obstétricales et biomédicalisation de l'accouchement au Cambodge.

SYLLA T.Y., TAVERNE B., 2020. Les survivantes. Paroles de femmes guéries de la maladie Ebola en Guinée.

ACTUALITÉS DE LA COLLECTION

www.editions-harmattan.fr

Isabelle Gobatto

DES VULNÉRABILITÉS EN PARTAGE

RÉCIT D'UNE PÉDIATRE AU BURKINA FASO

L'Harmattan

OUVRAGES DE L'AUTEUR

Maux d'amour, vies de femmes. Sexualité et prévention du sida en milieu urbain africain (en collaboration avec Isabelle Bardem), L'Harmattan, 1995

Être médecin au Burkina Faso. Dissection sociologique d'une transplantation professionnelle, L'Harmattan, 1999

La prévention des risques infectieux auprès des personnes toxicomanes. Quand les usagers de drogue en parlent, Ed. de la DDASS/Nord, 2001

Les pratiques de santé dans un monde globalisé. Circulation de modèles et expériences locales dans les Afriques contemporaines, Karthala/MSHA, 2003

En couverture : Soins à un nourrisson prématuré © Service de néonatologie du CHR de Koudougou (Burkina Faso)

5-7, rue de l'École-Polytechnique, 75005 Paris
http://www.editions-harmattan.fr
ISBN : 978-2-336-43131-4
EAN : 9782336431314

À Marie Roxane Lossohan

À Marie Ashley Hatuan

Le 21 août 2021, mon cousin le docteur Sanon Bakary Gustave est décédé des suites d'un accident de la route. Je me rappelle de ce jour comme si ça venait de se passer. Mon cousin est celui qui m'a encouragée à me diriger vers la médecine, il m'a aidée dans mon choix de filière, il a été d'un grand soutien dans mon parcours, dans mes premiers pas de militante, dans mon engagement syndical. Nous échangions beaucoup, dans tous les domaines. Au niveau de la famille, il était notre pilier, notre noyau central. Son départ a été un cataclysme pour toute sa famille et pour moi, dans ma vie professionnelle comme familiale.

Le 24 avril 2023, c'est ma mère Sanon Marie-Claire qui est décédée. Elle a aussi été un pilier dans ma vie, accompagnant mon chemin vers la femme que je suis aujourd'hui.

Ces deux figures ne sont plus là physiquement mais elles restent dans nos cœurs et je fais des efforts pour marcher dans leurs pas.

Ce livre leur est également dédié.

Roselyne Ouattara

REMERCIEMENTS

Cet ouvrage n'aurait pu voir le jour sans la confiance que plusieurs personnes ont accordée à mon projet. Je souhaite évoquer celle, tout d'abord, d'Alice Desclaux et de Laurent Vidal, co-responsables de la collection Anthropologies & Médecines, lorsque je leur présentai cette intention d'ouvrage qu'ils reçurent avec un intérêt encourageant.

Puis vint celle de mon collègue anthropologue et cinéaste Dragoss Ouedraogo à qui je parlai de mon souhait de rendre compte de l'exercice de la biomédecine et du travail d'élaboration du soin en Afrique de l'Ouest à travers une biographie de médecin. Quelques semaines après l'évocation de ce dessein, il me fit parvenir le contact d'une pédiatre exerçant au Burkina Faso, dont l'expérience est au cœur de ce livre. Je le remercie vivement ainsi que les personnes qui ont œuvré, en relation avec lui depuis le Burkina Faso, pour que ma rencontre avec le docteur Roselyne Ouattara se concrétise.

Mais cet ouvrage n'aurait pu voir le jour sans la pleine et entière confiance que Roselyne Ouattara m'a accordée, un élément indispensable à notre travail commun. Je la remercie chaleureusement d'avoir pris du temps sur sa vie familiale – les entretiens se déroulant majoritairement après nos journées respectives de travail – pour se mettre en dialogue avec moi et relater des temps essentiels de sa vie de médecin mais aussi de femme et de militante. Je respecte sa modestie, qui l'a conduite à refuser la co-signature de l'ouvrage que je lui ai proposée au vu de l'importance de sa contribution.

Je lui exprime ma gratitude pour sa parole immédiatement cordiale, chaleureuse, précise, dense mais aussi libre et engagée, donnant à nos échanges une teinte professionnelle et en même temps franche et amicale. Nous avons surmonté nombre d'imprévus, essentiellement d'ordre matériel, venant reporter nos rendez-vous (des coupures d'électricité, des connexions numériques aléatoires, des contraintes professionnelles, des urgences familiales) ; certains furent hélas des événements plus dramatiques et douloureux, dont le récit qui suit fera parfois état. J'espère avoir été, professionnellement et humainement, à la hauteur de cette relation et des engagements émotionnels qu'elle a nécessités.

INTRODUCTION

REPRENDRE UN QUESTIONNEMENT TRENTE ANS PLUS TARD

Que signifie « être médecin » pour celles et ceux qui exercent la médecine dans des pays parmi les plus pauvres de la planète, où les systèmes de santé sont traversés par l'insuffisance des ressources dédiées à leur organisation, où le manque de moyens, la pénurie récurrente de médicaments, un matériel peu entretenu et parfois défectueux fragilisent le fonctionnement quotidien des infrastructures de santé et les possibilités de délivrer des soins dans les zones rurales mais aussi urbaines ? Qu'est-ce que soigner dans des pays où la précarité des situations de vie, parfois l'extrême pauvreté, affectent les recours aux soins des personnes malades et de leurs familles, ainsi que leurs possibilités de répondre aux attentes des soignant·es pour établir des diagnostics et organiser des prises en charge ? Je me suis posé ces questions il y a presque trente ans, alors que j'entamais un doctorat en anthropologie à l'Université Paris-Descartes et que je projetais d'étudier les conditions de l'exercice de la biomédecine dans l'un des pays ouest-africains classés parmi les PMA[1], le Burkina Faso.

La réflexion engagée dans cette recherche doctorale m'a permis de tenir une première ambition empirique en collectant des données d'observations et d'entretiens afin de rendre compte du travail complexe et multiforme des médecins et des équipes soignantes pour délivrer des soins et répondre aux besoins des malades et de leurs familles. J'ai vécu deux années dans ce pays, j'y ai rencontré des médecins exerçant dans des infrastructures de santé publiques et privées, en majorité situées en zones urbaines et périurbaines. Bien que différemment dotées en personnel de santé comme en dispositif

[1] Les pays les moins avancés (PMA) renvoient à une classification produite par l'ONU en 1971, qui rassemble les pays les plus fragiles socio-économiquement au regard de critères tels qu'un faible revenu par habitant, une forte vulnérabilité économique. En 2021, 46 pays relèvent de cette catégorie, la plupart se situant en Afrique.

technique, ces structures étaient communément animées par des équipes soignantes confrontées à une même nécessité : celle de délivrer des soins et de maintenir l'espérance de rester en vie pour les patient·es et leurs familles. À partir d'ethnographies de situations ordinaires de travail, j'ai rendu compte de l'exercice médical tel qu'il s'organisait et s'éprouvait quotidiennement, relatant les ajustements, les accommodements développés *in situ*, en particulier par les médecins, pour leur permettre d'exercer leur métier et de déployer une biomédecine en de nombreux points éloignée des aspects formellement enseignés dans les facultés de médecine, dont les cadres de transmission restent ajustés à un modèle biomédical eurocentré. J'ai en particulier souligné les contraintes liées au contexte socio-économique et politique dans lequel l'exercice de la médecine doit se réaliser, mais aussi les dimensions ramassées sous la catégorie de « culture » (représentations des maladies et de la guérison, codifications des rapports sociaux, relations aux savoirs), venant s'entrelacer aux dynamiques du soin jusqu'à leur donner des spécificités incontestablement singulières dans leurs espaces de mise en œuvre, et dont l'intelligibilité s'ancre précisément dans ces contextes culturellement situés. Ce sujet était alors peu investi par l'anthropologie française dans le cadre des sociétés ouest-africaines francophones.

Cette recherche, publiée aux éditions L'Harmattan sous le titre *Etre médecin au Burkina Faso* (Gobatto, 1999) se prolonge aujourd'hui avec cet ouvrage qui complète ce premier écrit sous deux modalités.

Tout d'abord, bien que la présentation de l'exercice de la biomédecine reste agencée autour du travail médical tel qu'il s'élabore et se prolonge dans les pratiques et les relations de soin au quotidien, l'angle méthodologique est différencié et complémentaire à celui précédemment convoqué. En effet, cet ouvrage est structuré autour d'un portrait, celui du docteur Roselyne Ouattara, médecin pédiatre exerçant son métier à Koudougou, troisième ville du Burkina Faso par le nombre d'habitants. Les réalités empiriques de sa profession et du travail de soin qui s'y attache sont exposées au long d'un récit qui rend compte de choix et décisions médicales, de relations entre personnels soignants et personnes soignées, de réussites et d'échecs, d'espoirs et de renoncements, de dilemmes déontologiques et éthiques tels qu'ils sont vécus par cette praticienne au cours de son travail ; de sorte que l'exercice de la médecine est exposé à partir d'une expérience singulière. Mais au-delà du vécu subjectif, la narration renvoie plus largement à des situations ordinaires de travail qui font l'univers quotidien de la biomédecine telle qu'elle se déroule dans les structures publiques de santé au Burkina Faso, constituant pour nombre de médecins « le cours ordinaire des choses », pour reprendre Arlette Farge (2016).

Cette approche postule la pertinence de la singularité d'une expérience dans ce qu'elle donne à comprendre au-delà d'elle. Précisément, le récit exprime, sous des modalités personnalisées et incarnées, un ensemble d'intersections entre des vies singulières, les sociétés et les cultures – dans leur temporalité actuelle comme dans leur histoire – dans lesquelles ces vies sont enchâssées, et l'espace global au sein duquel les sociétés prennent place. Nous percevons dès lors, à l'échelle d'une vie particulière et fondamentalement unique, celle du docteur Ouattara présentée dans cet ouvrage, comment les expériences professionnelles des médecins réfractent des dynamiques culturelles, des univers symboliques, des contextes politiques, économiques, historiques qui sont parties prenantes de leurs manières de penser leur profession et de la traduire en pratiques. Celles-ci façonnent à leur tour les expériences de soin que les malades vivent lors de leurs interactions avec le personnel soignant. À travers le récit d'une vie professionnelle, il s'agit donc de « raconter » à la fois l'exercice d'un métier – dans une perspective d'anthropologie du travail et des cultures professionnelles –, la construction du soin – dans une perspective d'anthropologie culturelle et d'anthropologie du *cure* et du *care* –, enfin la gestion complexe et douloureuse, au quotidien, de ce que l'on tend à nommer la « pauvreté structurelle » lors de problématisations internationales et qui, à l'échelle des vies singulières, s'exprime en une multitude d'impossibilités et d'impuissances – dans une perspective d'anthropologie des violences ordinaires. S'exposent alors, d'une part, des vulnérabilités multiformes partagées par des médecins sommés de délivrer des soins sans en avoir toujours les possibilités et par des personnes malades censées faciliter la construction de ces soins sans être toujours en capacité de le faire, et d'autre part certaines expressions contemporaines d'une économie morale de la vie (Fassin, 2018) peu encline à produire le meilleur pour les patient·es en demande de soins.

Dès lors, soigner et être soigné constituent souvent des épreuves dans ces contextes de travail et de vie dont l'un des caractères saillants est qu'ils sont marqués par la pauvreté, la précarité, mais aussi par des formes d'organisation des systèmes de santé dont les forces peuvent se changer en faiblesses. De manières communes, en particulier dans les institutions relevant du système public de santé, les équipes soignantes et les personnes soignées peinent quasi quotidiennement, au Burkina Faso comme dans nombre d'autres pays ouest-africains, à se retrouver autour de relations thérapeutiques faisant usage de savoirs et de techniques médicales que d'autres, ailleurs, mobilisent sans la nécessité de lutter. Sous cet angle, ce récit prend aussi sa valeur heuristique au regard de l'inégalité des vies qu'il évoque ou qui transparait dans le déroulé du récit, et des formes de violence qui s'expriment dans certains contextes de soin plus que dans d'autres.

L'intention de l'ouvrage est également d'illustrer comment s'entrelacent un métier et une vie dont le travail ne représente qu'une facette. Le récit du docteur Ouattara s'inscrit donc dans une approche biographique qui rend compte de ce qu'une vie fait à l'expérience d'être médecin et à la manière d'exercer cette profession. De même, on perçoit ce que la profession de médecin fait à la vie de la personne qui l'exerce. C'est bien cette dialectique qui fabrique la biomédecine, non pas dans sa dimension de savoirs et de pratiques institués mais dans ses déploiements quotidiens au cours des relations de soin, qu'elle renvoie à la dimension du *cure* (soigner) ou du *care* (prendre soin). Ce faisant, la seconde modalité de prolongement de l'ouvrage *Etre médecin au Burkina Faso* consiste en une approche à la fois ancrée dans une biographie, et en certains points actualisée, de l'exercice de la médecine dans ce pays africain où les usages en particulier des réseaux et des technologies numériques modifient certaines manières de pratiquer la médecine, à la fois dans l'espace local qui la constitue et dans l'espace global dans lequel elle s'inscrit. Ainsi le récit proposé, puisqu'il met en tension une histoire singulière et la totalité qu'elle intègre, ouvre vers une connaissance plus globale[2] de l'exercice de la biomédecine et du travail de soin dans une Afrique en mutation qui traverse un XXIème siècle en étant pleinement ancrée dans la globalisation, dont le Burkina Faso fait ici figure d'exemple.

Comme le précédent ouvrage cependant, ce livre prend délibérément le contrepied d'une médecine et d'une profession étudiées depuis des sociétés européennes et nord-américaines, comme le font la sociologie et l'anthropologie depuis le milieu du XXème siècle. L'anthropologie s'est pleinement saisie de cet objet dans le cadre de sociétés africaines, asiatiques, sud-américaines de manière récente au regard de cette longue histoire. Le travail que nécessite la production de soins s'y expose avec ses contraintes comme ses défis, ses doutes, ses joies comme ses douleurs, ses victoires et ses résignations. C'est aussi ce qui se dessine au fil du récit du docteur Ouattara, et le lecteur habitué à une médecine pratiquée dans un cadre étayé sur le plan des soutiens techniques et financiers s'émancipe lentement d'une certaine connaissance familière de la biomédecine et de la profession de médecin pour en découvrir des dimensions plus saisissantes, moins documentées, parfois même indignes pour reprendre les propos du docteur Ouattara, dont il s'agit de comprendre les logiques sans engager aucun jugement.

EN TEMPS DE CONFINEMENT

Ce projet a pu être initié durant le confinement. Au mois de mars 2020, pour moi comme pour des millions d'autres personnes, le confinement lié à la pandémie de Covid-19 a mis momentanément un coup d'arrêt au rythme soutenu d'une vie professionnelle scandée par des dynamiques et des échéances programmées : celles liées à mes charges pédagogiques en tant qu'enseignante à la Faculté d'anthropologie sociale et ethnologie de l'Université de Bordeaux, celles relevant de responsabilités administratives (j'étais alors directrice de la Faculté) et celles relevant des activités de recherche

---

[2] Bien évidemment il n'y a aucune prétention de généralisation à partir de ce récit.

scientifique. Comme beaucoup l'ont relaté, cette période où le rythme habituel de la vie s'est rompu, où le rapport à tout ce qui allait jusqu'alors de soi s'est brouillé, m'a conduite à reconsidérer des projets laissés de côté depuis des années, faute précisément de temps pour les mener à terme. Puisque je souhaitais raconter le métier de médecin à travers une histoire de vie, je me suis mise en quête de trouver la personne avec laquelle il serait possible de réaliser ce projet. Ce ne fut pas chose facile.

J'avais travaillé quelques années auparavant avec une femme médecin généraliste rencontrée à Bamako dans le cadre d'une recherche anthropologique menée sur le diabète et sa prise en charge. Nous avions développé des rapports professionnels mais aussi personnels me laissant entrevoir l'intérêt qu'elle aurait pu porter à ce type d'échanges pour faire connaitre son travail. Mais après de longues semaines de tentatives infructueuses pour rentrer en contact avec elle au Mali, j'ai dû envisager un autre scénario. Un collègue avec lequel je travaillais depuis plusieurs années à l'Université de Bordeaux, Dragoss Ouedraogo, m'a alors proposé de mobiliser son réseau d'interconnaissances au Burkina Faso, ce qui m'a permis de rentrer en contact avec Roselyne Ouattara, médecin pédiatre.

Lors d'un premier échange via les réseaux sociaux – il était impossible de me rendre dans ce pays en période de pandémie – je lui exposai mes intentions en soulignant l'engagement de longue durée que ce travail de mise en récit de son expérience en vue de la publication d'un livre nécessitait pour elle comme pour moi. Je l'interrogeai également sur son intérêt pour prendre part à ce projet. J'ai très vite eu l'intuition[3] que nous pourrions cheminer ensemble. Car ce projet dont il était question prenait sens pour elle dans une dimension à la fois scientifique – faire connaître certaines réalités de l'exercice de la biomédecine depuis un pays d'Afrique – et politique – faire (re)connaître les difficultés d'exercice en Afrique et le rôle qu'y jouent en particulier les décisions politiques à la fois locales et globales. Ce projet rencontrait de manière implicite la fibre militante

[3] Comme le souligne aussi S. Beaud pour la mise en place de son enquête auprès de la famille Belhoumi (Beaud, 2018), l'intuition est un ingrédient de toute relation d'enquête.

de cette femme, un aspect que je découvrirai dans toute son étendue au fil de nos échanges.

Notre travail commun a pu alors commencer. Il s'est étendu sur un peu plus d'une année, avec deux premiers rendez-vous pour apprécier notre capacité à travailler ensemble, en novembre et décembre 2020, suivis d'une série de rendez-vous réguliers de mars 2021 à juin 2022, et plus épisodiques ensuite. Les supports numériques ont permis que ces échanges s'initient et se maintiennent malgré mon impossibilité de déplacement vers le Burkina Faso, et qu'ils se déroulent sous une forme des plus conviviales et en même temps *investie*, malgré la médiation technologique.

À PARTIR D'UN TÉMOIGNAGE

L'ouvrage est structuré autour d'une biographie mise en récit à deux voix dans l'interaction entre mon interlocutrice et moi. Car pour reprendre Franco Ferrarotti, « on ne raconte pas sa propre vie (...) à un magnétophone ; on la raconte à un autre individu (...) à l'intérieur d'une réciprocité relationnelle » (Ferrarotti, 1983 : 52). Ce cadre d'interaction nécessite d'être explicité tant dans son statut épistémologique que dans la forme qui lui est matériellement donnée dans les pages qui suivent.

Concernant tout d'abord les échanges supports de la narration, ils ont reposé sur une première trame de questions adressées au docteur Ouattara, permettant de retracer le choix du métier, la formation académique et les socialisations professionnelles au sein des structures de santé, les courbes d'une carrière, les manières de penser son rôle, les situations vécues en matière de construction du soin[4], les registres moraux et les affects associés, les stratégies et les arrangements relationnels pour affronter et résoudre des problèmes,

[4] Les échanges visaient non pas à décrire des réalités, ce qui aurait nécessité de confronter les discours de cette praticienne avec l'observation de ses pratiques, mais à saisir les mises en significations construites par le docteur Ouattara sur le métier tel qu'appréhendé en relation avec son histoire, son expérience vécue, sa trajectoire et les émotions engagées dans son travail.

fabriquer des réussites et résister aux échecs. Cependant, tous ces aspects ont systématiquement été mis en dialogue avec une trajectoire de vie, des valeurs individuelles et familiales, des engagements personnels, afin de saisir une certaine unité de la vie et des manières de penser et de faire son travail ou, suivant des notions développées dans l'ouvrage dirigé par Nicolas Adell (2022), pour exposer des situations de coupure et de suture entre la vie et l'œuvre. J'ai dès lors initié les premiers échanges en sollicitant le docteur Ouattara pour qu'elle me raconte son enfance, sa vie au village avec sa famille puis sa scolarité jusqu'à l'université et en faculté de médecine, en cherchant à cerner les intersections entre l'histoire familiale et cette trajectoire scolaire puis universitaire. Ce processus narratif a ensuite intégré la vie professionnelle, l'expérience quotidienne en tant que médecin, d'abord généraliste puis pédiatre.

Mon attention s'est systématiquement portée sur la formulation de mes questions, oscillant entre sollicitations d'ordre général telles que : « *Comment devient-on médecin spécialisé en pédiatrie ?* » et invitations à aborder plus précisément les situations évoquées en les ancrant dans l'expérience vécue, avec des formulations telles que : « *Et toi, pourquoi es-tu devenue médecin pédiatre ?* ». La première question recueille des perceptions, des informations factuelles, des *idées sur*, la seconde recueille du vécu.

Une certaine familiarité s'installant au fil des mois, j'ai pu ensuite laisser davantage de souplesse aux échanges et au déroulé du récit. Je demandais simplement à Roselyne Ouattara comment elle allait et ce qui s'était passé depuis notre dernier entretien. Cette manière de faire permettait d'accrocher le propos aux événements vécus dans les jours ou les semaines précédentes, tout en laissant le choix à mon interlocutrice de retenir ce qui lui semblait intéressant, pertinent, voire nécessaire à raconter. Ce cadre a permis d'ouvrir la perspective sur des aspects intimes du vécu, parfois à partir d'épreuves familiales rencontrées en amont de l'entretien. Ces dernières sont parties prenantes du récit en tant qu'elles réinsèrent le métier de médecin dans la conduite d'une existence. Cette souplesse du cadre était aussi un moyen de réduire la potentielle dissymétrie liée aux positions distribuées – entre celle qui sollicite la parole et celle qui répond à la sollicitation.

Chaque entretien était enregistré et entièrement retranscrit avant la rencontre suivante, ce qui permettait de compléter certains aspects du récit, de préciser ou d'approfondir certains points évoqués précédemment, parfois de revenir sur un élément qui me paraissait sujet à discussion ou qui me perturbait émotionnellement alors qu'il était présenté comme allant de soi par mon interlocutrice. Ces espaces de discussion, parfois de confrontation sont aussi précieux qu'indispensables pour la co-construction d'un savoir. Ce sont aussi des manières de faire de l'anthropologie en donnant une place à la part affective et sensible des relations que vit l'ethnologue au cours de son travail (Gobatto, 2020). Le récit proposé est le produit de ces situations discursives et des choix qui les ont organisées pour partie : il est par conséquent une construction qui engage inévitablement l'ethnologue derrière les réalités décrites. Pour autant et bien que pétri de ces relations, il expose des situations pleinement éprouvées dans le déroulé d'une vie professionnelle et de relations de soin, permettant d'atteindre une compréhension de ce travail de soin ici en question, au plus près des expériences vécues et narrées par le docteur Ouattara.

Après le temps de la mise en récit(s) est venu celui de sa restitution et dès lors, de son écriture. Le passage de l'échange narratif à l'écriture nécessite à son tour une série de recompositions visant à restituer le récit au plus près de la forme de sa narration mais dans une configuration claire et accessible dans sa version écrite. Il s'agit aussi de penser cette transition sans négliger l'intention générale du projet sous-jacent au récit, et même au contraire en liaison avec cette intention première. Cela nécessite d'envisager un ordre, de montrer des continuités, de faire des choix de mise en forme qui peuvent s'écarter de l'ordre du discours tel qu'il s'est structuré dans la temporalité des échanges. Ainsi, une fois l'ensemble des entretiens retranscrits, plusieurs choix ont de nouveau présidé à la présentation du récit biographique. Dans sa forme tout d'abord, j'ai adopté un mode d'exposition privilégiant le point de vue du sujet qui se raconte. J'ai donc gommé les interactions avec l'ethnologue, notamment les questions posées au cours des échanges, pour laisser toute leur place aux situations telles qu'exprimées par la narratrice. Ainsi, après cette partie introductive, les six chapitres constitutifs de l'ouvrage présentent un parcours de vie raconté à la première personne par le docteur Ouattara. Le « je » met l'emphase sur la narratrice et sur la production de son histoire.

J'ai également mis en ordre les entretiens en les restructurant en chapitres qui organisent le propos dans une temporalité donnée, en partant de l'enfance jusqu'aux expériences les plus actuelles. Dès lors, le récit exposé constitue bien le produit d'une construction narrative qui implique l'ethnologue et la narratrice dans la temporalité des échanges, puis l'ethnologue dans une opération de réagencement effectuée *a posteriori* sur le récit pour le restituer en servant une intention d'écriture.

Le manuscrit a été soumis pour lecture et validation au docteur Ouattara (à l'exception de l'introduction et de la conclusion), ce à quoi je m'étais engagée auprès d'elle afin qu'elle puisse se raconter le plus librement possible durant nos échanges tout en lui garantissant l'opportunité de revenir sur certains aspects de son récit après le temps de la narration si cela lui paraissait nécessaire. Tous les noms évoqués dans les chapitres qui suivent le sont à sa demande ou avec son accord.

Enfin, une précision s'impose quant au choix de signature de l'ouvrage. Roselyne Ouattara a préféré ne pas figurer en tant que co-autrice, malgré ma proposition et celle des responsables de la collection. Ce choix lui est apparu comme plus ajusté à l'intention globale de notre travail en commun et à nos positions respectives dans ce projet d'ouvrage, dans lequel elle est « le portrait » et moi, celle qui le donne à voir et à connaitre.

QUELQUES REPÈRES CONCERNANT LE BURKINA FASO

Les propos relatés dans l'ouvrage sont ancrés dans un contexte donné : celui du Burkina Faso. Il convient à ce stade de présenter succinctement ce pays et ses contours sanitaires avec des données qui seront complétées au cours du récit pour en éclairer des points précis.

Classé par la Banque Mondiale parmi les 25 pays les plus pauvres de la planète[5], le Burkina Faso compte 20 487 980 habitants dont la majorité vit en zone rurale ; 26 % seulement de la population vit en zone urbaine[6] bien que le rythme de l'urbanisation africaine reste soutenu depuis ces soixante dernières années (Moriconi-Ebrard, Heinrigs et Trémolières, 2020). La population de moins de 15 ans représente 45 % de la population globale. Plus de 77 % a moins de 35 ans, à peine plus de 3 % est âgé de 65 ans ou plus. L'espérance de vie a progressé : estimée à 47 ans en 1995, elle est de 61,2 ans en 2017[7]. Mais à l'instar d'autres pays d'Afrique de l'Ouest, 20,7 % de la population burkinabè[8] connait une sous-alimentation, selon une estimation de la Banque Mondiale en 2015, dont une conséquence majeure est une malnutrition chronique endémique (ce taux est néanmoins en baisse). Dans ce pays, les choix en matière de santé ont longtemps orienté les ressources vers la santé maternelle et infantile pour des actions de prévention (vaccinations, consultations prénatales), de surveillance nutritionnelle et visant l'amélioration de la part des accouchements pris en charge dans les structures de santé. Pourtant près d'un enfant sur dix décède encore avant l'âge de 5 ans. Le taux de mortalité infantile est de 52 pour 1000 naissances vivantes en 2020, et le taux de mortalité maternelle reste également élevé : il est de 341 pour 100 000 naissances vivantes[9]. À titre de comparaison, il est de 9,6 pour

---

[5] Le Burkina Faso est le 22ème PMA avec 851 dollars de PIB par habitant en 2021. En comparaison, les pays de l'Union Européenne ont en moyenne un PIB de 34 913 dollars, la France de 40 493 en 2019 (Source Banque Mondiale).

[6] *5ème Recensement Général de la Population et de l'Habitation du Burkina Faso. Résultats préliminaires*. Ministère de l'Economie, des Finances et du Développement, Comité National du Recensement, Institut National de la Statistique et de la Démographie, Ouagadougou, Burkina Faso, 2020.

[7] *Profil sanitaire complet du Burkina Faso - Module 4 : Déterminants clés de la santé*. Organisation Mondiale de la Santé (OMS), Ministère de la santé, mars 2017.

[8] Le nom Burkinabè est invariable dans l'usage qui en est fait au Burkina Faso. Cette forme invariable a été officiellement inscrite au Journal officiel du Burkina Faso le 16 Août 1983.

[9] *Levels and Trends in Child Mortality*, United Nations Inter-Agency Group for Child Mortality Estimation (UN IGME), Report 2021.

100 000 naissances en France[10]. La lutte contre les maladies infectieuses et parasitaires reste dès lors une priorité face aux fléaux comme le paludisme, une des premières causes de consultation et d'hospitalisation des enfants en pédiatrie. Il faut rappeler que dans ce pays, les systèmes et ouvrages d'assainissement et d'évacuation des déchets (eaux usées, ordures ménagères et excrétas) sont encore rares malgré l'élaboration de plans stratégiques pour y remédier[11]. Plus de la moitié de la population n'a pas d'accès à des latrines, plus de la moitié des ménages (54,6 %) évacue ses excrétas dans la rue, la cour, les caniveaux. L'accès à l'eau potable y est par contre acquis pour 63 % des ménages en milieu rural, 83 % en milieu urbain[12].

Ce pays ouest-africain n'échappe pas à un ensemble de transitions dans les modes de vie, en particulier urbains : davantage de sédentarité, augmentation de la consommation d'aliments de fabrication industrielle chargés en sucres et en matières grasses qui favorisent le surpoids, l'obésité et la prévalence des pathologies associées. En 2015, le taux de prévalence de l'hypertension artérielle était de 17,6 % au sein de la population âgée de 25 à 64 ans, celle du diabète de 4,9 %[13]. En 2019, il est de 7,3 % dans la population âgée de 20 à 79 ans[14]. Les pathologies cardiaques sont également en hausse, l'hypertension artérielle étant parmi les premières causes de consultation en cardiologie. Les changements environnementaux et climatiques, en particulier les pollutions de l'air et des sols liées à l'usage de pesticides et de produits toxiques participent à l'augmentation de la prévalence des maladies non transmissibles, dont respiratoires, et les cancers sont en augmentation au Burkina Faso comme ailleurs dans le monde. Ces

---

10 *Les morts maternelles en France : mieux comprendre pour mieux prévenir.* 5ème rapport de l'Enquête nationale confidentielle sur les morts maternelles (ENCMM), 2010-2012, Saint Maurice, Santé publique France, 2017.

11 *Profil sanitaire complet du Burkina Faso. Module 4 : Déterminants clés de la santé.* Organisation Mondiale de la Santé (OMS), Ministère de la santé, mars 2017.

12 Ibid.

13 OMS, op. cit.

14 *Observatoire National de la Santé de la Population*, Ministère de la santé, Burkina Faso, 2019.

pathologies au caractère chronique viennent à leur tour peser sur des systèmes de santé déjà fragiles sur le plan de leurs ressources et de leurs capacités financières.

Concernant l'accès de la population aux services de santé, le pays est maillé par un ensemble d'infrastructures allant des moins spécialisées, les Centres de Santé et de Promotion Sociale (CSPS) que l'on retrouve dans tout le pays (au nombre de 2 041 en 2019)[15], qui ne disposent pas de médecins mais seulement d'un personnel paramédical, jusqu'aux infrastructures dotées de services spécialisés, les Centres hospitalo-universitaires (CHU) qui se concentrent dans les pôles urbains, en particulier Ouagadougou, la capitale, et Bobo-Dioulasso, la seconde ville du pays. Ils étaient au nombre de six en 2020[16]. Entre ces deux maillons se trouvent les centres médicaux (71 en 2020), certains avec antenne chirurgicale étant dirigés par des médecins (46 en 2020) et les Centres Hospitaliers Régionaux (CHR) au nombre de neuf en 2020[17]. Le système de santé est donc organisé en pyramide allant des structures les moins spécialisées – et les plus nombreuses – à celles proposant des compétences dans toutes les spécialités médicales. Lorsque la prise en charge d'une personne malade arrivée en consultation dans un centre de santé et de promotion sociale nécessite des compétences médicales, celle-ci est référée par le personnel infirmier vers le centre médical le plus proche, lequel la réfèrera ensuite vers un centre hospitalier si nécessaire. Cette organisation est censée répondre au sous-financement chronique du secteur de la santé en permettant aux populations vivant dans les zones éloignées des villes de bénéficier d'un premier accès à des soins via ces centres de santé qui délivrent des prestations curatives et préventives couvrant un large pourcentage des motifs habituels de consultations. Ils constituent le premier échelon de recours aux soins et sont en principe suffisamment nombreux pour être situés dans un rayon de

---

[15] *Tableau de bord social*, Institut national de la statistique et de la démographie (INSD), Ministère de l'économie et des finances, Secrétariat général, Burkina Faso, 2020.

[16] *Annuaire statistique*, Ministère de la santé, Direction Générale des Etudes et des Statistiques sectorielles, Ouagadougou, Burkina Faso, 2021.

[17] Ibid.

quelques kilomètres de la zone de résidence pour chaque famille ; le rayon d'action moyen théorique est estimé à 5,6 kilomètres en 2020[18]. Il faut également mentionner les recours possibles aux dispensaires (111 en 2020) qui sont aussi des lieux de premiers recours pour les adultes et les enfants ; certains sont publics, d'autres privés, gérés par des infirmiers, parfois coordonnés par des ONG.

Cependant, quel que soit leur niveau dans cette pyramide de santé, les infrastructures publiques se caractérisent par leur sous-équipement récurrent en matériel et en ressources humaines. Un récent documentaire de la chaîne de télévision *Burkina Info*[19] diffusé sur les réseaux sociaux montrait les conditions de travail au sein même du service des urgences traumatologiques du CHU Yalgado Ouedraogo situé dans la capitale. Cette structure de référence est *a priori* dotée en moyens pour prendre en charge les cas les plus complexes et les plus graves. Le documentaire filmait des malades allongés à même le sol les uns à côté des autres, entre lesquels le personnel devait se faufiler, parfois en les enjambant comme dans le service de neurochirurgie où, faute de lits en nombre suffisant, les malades étaient laissés au sol alors qu'ils auraient dû être installés dans des positions adaptées. Parfois dans certains services, ces malades sont réveillés la nuit et sortis dans la cour de l'hôpital pour laisser place au nettoyage des couloirs, comme le précisera le docteur Ouattara lors de nos échanges ultérieurs sur les difficiles conditions de prise en charge dans certaines structures de santé.

Le documentaire relatait en outre les propos de soignant·es et de familles affligés face à ces conditions de prise en charge : comment être efficace lorsque le bloc opératoire dédié aux urgences ne dispose plus de respirateurs, en panne depuis plus d'une année ? Lorsque le scanner est également en panne depuis plusieurs mois ? Lorsque le service de réanimation ne dispose que de deux bouteilles d'oxygène ? Lorsque l'accès à l'eau manque durant parfois plusieurs jours ? Lorsque plusieurs jours peuvent aussi s'écouler

[18] *Annuaire statistique*, Ministère de la santé, Direction Générale des Etudes et des Statistiques sectorielles, Ouagadougou, Burkina Faso, Op. Cit.

[19] Réalisé par la journaliste Yvette Nadège Mosse : https://m.facebook.com/story.php?story_fbid=4288146647863745&id=100000053567203

avant que des malades accèdent aux premiers soins, les médecins devant parer au plus urgent ? Des CSPS aux CHU, les besoins sont majeurs : lits médicalisés, mobilier hospitalier, échographes, moniteurs fœtaux, moniteurs de constantes vitales, tensiomètres, stéthoscopes, matériels pour pansements, etc.

Dans ce contexte, le marché privé de soins est en expansion. Les établissements sanitaires privés de soins hospitaliers (165 en 2020)[20], les cliniques privées, généralistes ou axées sur des spécialités comme la cardiologie (la première a ouvert en 2007 à Ouagadougou, elles sont au nombre de neuf dans cette ville en 2020) disposent de plateaux techniques et d'imagerie médicale pointus permettant des examens tels que des coronarographies ainsi que des opérations qui n'auraient pu être assurées sur place il y a encore quelques dizaines d'années. Bien qu'elles offrent des prestations à des tarifs supérieurs à ceux du secteur public – ce qui limite les recours aux familles disposant de revenus suffisants pour accéder à ces possibilités –, ces cliniques permettent des prises en charge ponctuelles lorsque le système public de santé ne peut s'en charger, parfois en accord avec des organismes tels que des ONG ou des associations de coopération bilatérale qui prennent alors en charge une partie des coûts financiers afférents.

S'agissant de la formation des médecins, elle se déroule majoritairement au Burkina Faso, au sein de l'Unité de Formation et de Recherche (UFR) en Sciences de la Santé de l'Université Joseph Ki-Zerbo à Ouagadougou, une structure créée en 1980 sous la dénomination d'Ecole Supérieure des Sciences de la Santé (ESSSA), mais aussi à l'Ecole Supérieure des Sciences de la Santé de l'Université de Ouahigouya, pour le secteur public. Il existe également l'Institut Supérieur des Sciences de la Santé (INSSA) de l'Université Polytechnique de Bobo-Dioulasso, créé en 1995, ainsi que la Faculté de Médecine de l'Université Saint-Thomas d'Aquin (USTA), structure privée catholique ouverte en 2004 à Ouagadougou. En 2016, le Ministère de la Santé chiffrait à 1240 le nombre de médecins généralistes et spécialistes confondus, donnant

---

[20] *Tableau de bord social*, Institut national de la statistique et de la démographie (INSD), Ministère de l'économie et des finances, Secrétariat général, Burkina Faso, 2020.

une densité médicale de 0,08 médecin pour 1000 habitants[21] et un ratio de 1 médecin pour 15 350 habitants, la norme définie par l'OMS étant de 1 pour 10 000[22]. Concernant la pédiatrie, bien que les chiffres varient selon les sources, il y a environ 150 pédiatres qui exercent aujourd'hui au Burkina Faso. Le pays dispose aussi de médecins spécialistes tels que des neurochirurgiens, dont les coûts de formation sont lourds pour des économies fragiles mais qui, faute parfois de moyens pour travailler, n'ont pas toujours la possibilité de traduire dans les conditions les meilleures leurs savoirs et leurs compétences dans leur travail quotidien, au risque de perdre leur savoir-faire. Cette situation est particulièrement illustrative des paradoxes qui traversent les systèmes de santé de pays à ressources limités.

Ces professionnel·les délivrent des soins en relation avec des personnels paramédicaux : infirmier·es breveté·es et infirmier·es breveté·es spécialisé·es au nombre de 1836, infirmier·es diplômé·es d'Etat au nombre de 6789, sages-femmes-maïeuticien·nes et agents itinérants de santé, ces derniers étant 2978 en 2020[23].

PLAN DE L'OUVRAGE

Le récit qui suit est structuré en quatre séquences mises en dialogue :

1/ L'enfance (Chapitre 1) retrace l'histoire familiale et les transmissions intrafamiliales qui ont forgé les valeurs du docteur Ouattara, ses manières de percevoir la vie et de concevoir sa place dans le monde, son identité de fille puis de femme, ses désirs et ses projections dans un avenir professionnel. Il s'agit de rendre compte de ce dont la petite Roselyne a hérité – dans le sens employé par la sociologie donc beaucoup plus large que le sens commun (Bourdieu

---

21 À titre de comparaison la densité médicale en France en 2016 était de 3,26 médecins pour 1000 habitants (Source Banque Mondiale).

22 Observatoire national de la santé de la Population, Ministère de la santé, Burkina Faso, 2019.

23 Annuaire statistique, Ministère de la santé, Direction Générale des Etudes et des Statistiques sectorielles, Ouagadougou, Burkina Faso 2021.

et Passeron, 1964) – au sein de sa famille, qui a forgé son caractère, ses repères affectifs, en particulier le sentiment de dette. Le récit permet de saisir le poids de l'origine sociale et des transmissions paternelles, tant implicites qu'explicites, dans le rapport à l'école et aux projets scolaires venant supplanter les stratégies matrimoniales pour changer de condition sociale. Il souligne aussi le rôle des événements contingents de la vie dont font partie les soutiens occasionnels mais néanmoins décisifs de personnes qui vont influer sur des orientations de vie et des trajectoires individuelles dans des contextes sociaux aux institutions scolaires fragiles et incapables d'absorber et contrôler les inégalités sociales. Cette première séquence du récit expose ce temps de l'enfance, son écheveau de relations, de repères et les manières dont il se prolonge dans une vie de femme puis de médecin.

2/ La découverte et l'apprentissage de l'exercice médical (Chapitres 2 et 3) racontent la formation médicale, qui reste un domaine peu étudié par les sciences sociales en Afrique de l'Ouest. Ce segment de la « fabrication d'un médecin » pour reprendre l'expression désormais célèbre du sociologue des professions E. Hughes (1958) renvoie aux questions centrales d'apprentissage et de transmission qui forgent des cultures professionnelles : qu'apprend-on à devenir lors des premières affiliations en formation initiale puis au cours des premiers stages ? De quoi fait-on l'expérience et comment cela affecte-t-il la perception du travail, de sa valeur, de ce qui fait la dignité de la profession, de ce pour quoi il faut lutter ? Cette seconde séquence du récit expose, dans leurs modalités concrètes, les effets des tensions entre un modèle idéalisé de la profession de médecin et les réalités d'un travail fait de dilemmes, d'incertitudes, d'accommodements, de renoncements, parfois de malversations, sur fond de relations professionnelles dans lesquelles le doute sur l'intégrité des uns ou des autres peut s'infiltrer.

Ces chapitres prolongent également l'exposé des intersections entre un itinéraire de vie et une trajectoire professionnelle, notamment au prisme de l'engagement que la jeune Roselyne, alors étudiante puis fraichement diplômée, met au profit du collectif, et au regard du choix de la spécialité. L'un des aspects saillants du récit renvoie aux conditions de vie puis de travail marquées par l'effort :

après celui d'une famille pour scolariser ses enfants, les projeter vers un avenir qui les éloigne de situations de vies précaires et instables, vient celui dont il faut faire preuve pour poursuivre une formation tout en luttant pour ce à quoi l'on croit, pour continuer à y croire malgré les échecs, pour maintenir l'espoir de meilleures conditions de travail et de prise en charge des malades face aux manques multiformes et aux responsabilités des politiques dans ce domaine, une défaillance maintes fois analysée dans d'autres contextes (par exemple B. Hours, 1985).

3/ La mise en pratique(s) du métier et l'exercice quotidien de la biomédecine (Chapitres 4 et 5) rendent compte du temps de la pratique. Ce registre du récit décrit la médecine en tant que travail reposant sur des savoirs, des savoir-faire, l'usage de techniques mais aussi sur des perceptions du travail à accomplir, sur des représentations de soi et des patient·es à soigner. Cet ensemble est porté par une organisation et un socle d'institutions dont le fonctionnement est d'abord éprouvé par le docteur Ouattara en tant que médecin généraliste puis en tant que spécialiste. Ce travail est relaté au plus près des réalités concrètes de soin dont l'un des aspects les plus âprement constitutifs est la nécessité d'agir avec des ressources limitées. Les effets de telles conditions sont exposés en de multiples situations poignantes. De quoi se sent-on dès lors responsable dans un contexte où le minimum n'est pas toujours disponible pour soigner ? Comment est pensé le rôle des malades et celui de leur famille ? Comment s'exprime le souci d'autrui dans de tels cadres d'action ? Sont également évoquées les manières de fonder au quotidien des relations de soin qui intègrent la coexistence de diverses conceptions des maladies et de leur cause ainsi qu'une pluralité de thérapies, chacune avec ses registres de légitimité et dont les malades et leurs familles peuvent se saisir pour construire des itinéraires thérapeutiques en accord avec leurs représentations du mal, du malheur et de la guérison.

4/ L'exercice du métier de pédiatre (Chapitre 6) détaille ses contraintes multiformes telles qu'elles sont vécues par le docteur Ouattara. Les effets du système de référencement des malades entre différents niveaux de soins, une organisation structurante du système de santé pour l'ensemble du pays ou encore les conceptions culturelles de l'enfant en constituent des éléments relatés à travers de nombreuses expériences. Celles-ci conduisent à questionner la dignité et les indignités du travail de soin tel qu'il est parfois pratiqué sous contrainte d'un contexte économiquement délétère. Sont également abordées les manières de penser et de gérer les erreurs médicales en relation avec leur contexte d'intelligibilité, en particulier les carences de contrôle, de sanction et d'accompagnement collectif des équipes soignantes face à ces situations pourtant constitutives de tout travail.

Il se dessine ainsi, au fil du récit, une profession dont nous comprenons le permanent travail de composition, d'accommodement, effectué à l'échelle de l'expérience individuelle quotidienne. S'il s'agit là d'un processus classiquement lié au fonctionnement réel des professions incluant celles qui concernent le domaine de la santé, comme le rappellent, parmi d'autres, Lock et Nguyen (2010), nous percevons par contre aussi, via ce récit, les difficultés et les dilemmes éthiques multiformes que peuvent éprouver les médecins lorsqu'ils doivent coûte que coûte remplir leur rôle comme ils l'ont appris, dans un contexte de soin dans l'incapacité de leur en fournir les moyens.

C'est dès lors aussi d'une économie morale du soin qu'il est plus fondamentalement question. Si par son récit, le docteur Ouattara en souligne certaines dimensions telles qu'elle les éprouve à l'aune de son expérience et ouvre une fenêtre sur les *bricolages* mis en place pour que la déontologie médicale résiste tant bien que mal au cours des relations de soin, on peut mesurer plus globalement la vulnérabilité que fabriquent ces contextes de soin et que subissent, certes sous des modalités différentes, les équipes soignantes, les personnes malades, et les familles qui les accompagnent dans leur quête thérapeutique.

CHAPITRE 1.
« NOUS SOMMES CINQ FILLES ET UN FILS »

Je suis née dans une famille de six enfants. Je suis la troisième. À ma naissance, mes parents étaient en Côte d'Ivoire et c'est là-bas que je suis née. Mes parents n'ont jamais fait l'école. Ma mère était ménagère, mon père était cuisinier dans une famille de Français qui résidaient à Abidjan. Tous les deux sont de l'ethnie Bobo. Ils ne parlaient que le Bobo mais une fois sur place, ils ont appris le français sur le tas parce qu'avec ces employeurs français il fallait bien communiquer. Donc à la naissance de leur premier enfant, mes parents comprenaient déjà bien le français. Et je peux dire que nous, les enfants, nous avons été imprégnés dans notre vie par ces Français. D'abord notre maison était à côté de la leur, dans la même cour. Seul mon papa travaillait pour eux ; la maman avait un petit commerce, elle vendait des fruits. Cette famille avait deux enfants et nous passions beaucoup de temps ensemble. Si bien qu'ils nous ont inculqué pas mal de choses dès notre plus jeune âge. Par exemple nous, les trois premières filles, nous ne comprenions que le français. Pourtant à la maison mes parents parlaient notre langue, le Bobo, mais avec cette famille française, on ne s'exprimait qu'en français. À tel point que nos parents avaient du mal à communiquer avec nous en Bobo !

Ce couple de Français étaient des enseignants. La dame a commencé à instruire l'ainée de mes sœurs à la maison avant même qu'elle ait eu l'âge d'aller à l'école. Mais quand cet âge est arrivé, notre papa a été catégorique : il a dit qu'il fallait l'envoyer au Burkina Faso parce qu'il ne voulait pas que ses enfants soient scolarisés en Côte d'Ivoire. Il était convaincu que l'enseignement qui était délivré au Burkina Faso était mieux qu'en Côte d'Ivoire. De la part de mon père qui n'est jamais allé à l'école, avec du recul je me dis que c'était très étonnant d'avoir cette réflexion ! Donc il a pris le risque d'envoyer ma grande sœur au Burkina Faso pour qu'elle commence son école sachant que nous, les deux petites sœurs, nous restions en Côte d'Ivoire et eux, les deux parents, aussi.

Elle est partie dans la famille d'un de nos oncles du côté du papa, il s'est occupé d'elle avec nos cousins, les enfants de cet oncle.

Puis est venu le tour de ma deuxième sœur, le deuxième enfant de la famille. Quand elle a eu l'âge d'aller à l'école, le papa a décidé de l'envoyer elle aussi au Burkina Faso. Entre parenthèses, la famille française était très en colère qu'on ait envoyé l'ainée au Burkina Faso parce qu'on s'entendait tellement bien avec leurs enfants et avec eux… la dame pensait qu'on pouvait être scolarisées sur place et qu'il n'y avait pas de raison de se séparer de l'ainée. Mais le papa a été catégorique. Il a dit : « *Je l'envoie au Burkina* ». Et il l'a fait. Du coup, ce que ma sœur avait appris avec cette dame avant d'entrer à l'école l'a énormément aidée lorsqu'elle a commencé sa scolarité. Elle écrivait par exemple déjà très bien le français à tel point que son enseignant de primaire prenait souvent son cahier pour le donner en exemple aux autres. Elle était toujours la première de sa classe.

Lorsqu'est donc arrivé l'âge d'envoyer la deuxième fille à l'école à son tour au Burkina Faso, cette fois la maman a trouvé que c'était trop pour elle ! Il restait les deux parents et moi en Côte d'Ivoire, j'étais encore toute petite et la maman a estimé que c'était vraiment trop dur que deux de ses enfants soient au Burkina pendant qu'elle serait en Côte d'Ivoire. Donc elle a dit : « *Je rentre au Burkina, je rejoins mes enfants* ». Au lieu de laisser deux de ses enfants dans une autre famille et même si c'était toujours dans le réseau familial, elle disait qu'elle ne pouvait pas savoir comment ça se passait vraiment. Nous sommes donc rentrées en laissant le papa là-bas. Mais comme la famille française était dans l'enseignement, tous les ans pendant deux mois elle rentrait en France pour les vacances. Alors le papa en profitait pour nous rejoindre au Burkina et il repartait en Côte d'Ivoire quelques jours avant leur retour. C'est comme cela que nous avons vécu.

Ma mère et moi sommes donc reparties au village, qui s'appelle Koumi[24], alors que j'avais à peine plus d'un an. Koumi se situe à quinze kilomètres de Bobo-Dioulasso, c'est la région d'origine de

---

[24] Koumi est une petite commune rurale d'un peu moins de 2000 habitants située dans la province du Houet, à l'ouest du pays.

mes parents. Après nous, les trois filles, mes parents ont encore eu deux filles et nous avons toutes fréquenté l'école publique primaire. Puis ils ont eu leur sixième et dernier enfant, un fils. Pour la petite anecdote, le taux de réussite des filles à l'école de notre village était très faible à cette époque. C'était d'ailleurs tellement faible que la population avait en tête qu'il n'y avait aucun intérêt à scolariser une fille. D'ailleurs au sein de la famille, les cousins de notre père ne comprenaient pas qu'il nous scolarise ; en fait, ils estimaient qu'il scolarisait ses filles pour éviter de donner de l'argent pour aider sa famille. Ils disaient qu'il ne savait pas quoi faire de tout l'argent qu'il gagnait, c'est pour ça qu'il scolarisait ses filles. Face à ça, le papa est toujours resté catégorique : il disait que lui n'avait pas eu la chance d'aller à l'école donc aucun de ses enfants ne resterait à la maison. Celui ou celle qui ne réussirait pas, ce ne serait pas de sa faute : lui, il aura fait son travail. C'est rare franchement ! Aujourd'hui je me l'explique par le fait que lui n'a pas pu aller à l'école et ça l'a marqué. Et la façon dont il nous a défendues contre la famille vient de là : il a tenu à ce que tous ses enfants soient scolarisés. Et je crois que ça a été le principal moteur de notre réussite à l'école. Parce que chaque fois, notre maman qui ne savait ni lire ni écrire nous disait : « *Il faut que vous travailliez bien à l'école. Il ne faut pas décevoir votre père. Parce qu'il a affronté toute sa famille pour vous scolariser. Il faut que vous lui fassiez honneur* ». Ça nous a vraiment conditionnés. Dans sa famille, mon père a été le seul à avoir cette ambition pour ses enfants. Il a été le seul à envoyer ses enfants à l'école. Les autres ne l'ont pas fait.

Les parents étaient très gentils avec nous. Par exemple, je n'ai pas souvenir qu'ils m'aient frappée une seule fois alors que dans notre culture, ce n'est pas ça qui manque hein ! Ils ont toujours été très compréhensifs, ils ne nous ont jamais forcés en quoi que ce soit. Et pour les études, il n'y avait jamais de menaces du genre : « *Si tu n'apprends pas tes leçons attention !* ». Ils nous ont laissés toute la liberté qu'il nous fallait mais chacun de nous savait ce qu'il avait à faire, chacun savait qu'il fallait travailler à l'école.

Il faut bien se représenter que quand on rentrait de l'école, il n'y avait pas l'eau courante au village, il n'y avait pas d'électricité ; c'est à la lumière de la lampe à pétrole qu'on apprenait nos leçons. Et même, on apprenait nos leçons seulement lorsqu'on avait fini les travaux de corvée d'eau, il fallait aller chercher l'eau à la fontaine, il y avait des moments où c'est même au marigot qu'il fallait aller quand la fontaine était en panne. Il fallait aussi faire la cuisine, le ménage. Tout ce que les autres enfants faisaient dans les autres familles sans aller à l'école, on le faisait aussi quand on revenait de l'école.

À Koumi, la maman avait un champ, elle y cultivait de l'arachide, du maïs et le jour où il n'y avait pas école, à la période des travaux aux champs, on partait avec elle. Du coup, les autres familles trouvaient bizarre que ce soit comme ça, qu'on fasse les deux quoi ! Mais à l'école en tout cas, on arrivait à s'en sortir. Par exemple l'ainée de mes sœurs a tenu la tête de sa classe jusqu'à la fin de sa scolarité. Elle a été première jusqu'à la fin. La seconde avait une copine et les deux occupaient à tour de rôle la première et la deuxième place dans la classe. Par contre moi, j'étais moyenne par rapport à mes deux sœurs ! J'étais la première parmi les filles de ma classe mais je ne devançais pas les garçons. Enfin, quand même, j'étais parmi les cinq premiers élèves. Ce n'est qu'en classe de CM2 que j'ai pu être la première de la classe sur plus de quatre-vingt élèves ; il faut savoir que c'était des effectifs de quatre-vingt-cinq, quatre-vingt-six élèves. Ce n'est pas facile d'apprendre dans ces conditions. C'est ainsi que j'ai fait ma scolarité en école primaire.

Ce n'est que quand j'ai réussi au certificat d'études primaires que les difficultés ont commencé parce qu'il n'y avait pas de second cycle au village : pas de collège, pas de lycée. Donc il fallait aller poursuivre les études en se déplaçant jusqu'à Bobo-Dioulasso. Ça voulait dire laisser la maman au village et aller dans une famille d'accueil. Au début, je suis allée chez un oncle, un cousin de ma mère, mais c'était un monsieur tellement compliqué, tellement difficile à vivre que ses propres femmes n'arrivaient pas à rester avec lui. Au moment où je suis partie chez lui, sa quatrième femme venait de le quitter. Au total, je crois qu'il en a eu six ou sept. Elles sont toutes parties les unes après les autres, elles n'arrivaient pas à le supporter ! Chacune a eu un ou deux enfants avec lui et elles s'en allaient ensuite en emmenant souvent les enfants. Au moment où je suis arrivée chez lui, il y avait quand même trois enfants à la maison ; il y avait aussi une jeune fille qui était là pour faire le ménage. Le monsieur travaillait dans une ville éloignée de sa famille et à chaque fin du mois, il venait à la maison pour trois jours. La ménagère s'en allait à ce moment-là et c'est moi qui devais m'occuper des enfants. Le plus âgé avait quinze ans, la seconde sept ans et la plus jeune trois ans. Donc parmi les filles à la maison, j'étais la plus âgée et je devenais comme la mère de famille en fait. À l'âge de treize ans ! Il fallait quitter le collège à 12 heures, venir faire la cuisine rapidement, repartir au collège, revenir à 17 heures, faire le ménage et essayer de m'occuper quand même de ces deux petites... c'était compliqué. Ce n'était pas de bonnes conditions pour étudier.

Je suis restée deux ans chez cet oncle, le temps de la 6ème et de la 5ème. Mais je n'aurais pas pu continuer comme ça encore longtemps. Par chance, entre-temps la famille pour laquelle le papa travaillait en Côte d'Ivoire a décidé de rentrer définitivement en France. Ils ont voulu placer le papa dans une autre famille française d'Abidjan mais il a refusé, il a décidé de rentrer au Burkina. C'était l'occasion qu'il lui fallait, finalement, pour prendre sa décision. Lorsqu'il est rentré, il s'est installé à Bobo-Dioulasso où il a exercé le métier de chef cuisinier dans un restaurant. Et moi, finalement après les deux ans passés chez cet oncle j'ai dit : « *Je suis à bout, je ne peux plus continuer dans ces conditions* ». Le papa a compris que ça devait être très dur là-bas parce qu'en fait je n'expliquais jamais à la maison ce qui se passait pour moi, mes conditions de vie, tout ça. Mes parents ne savaient jamais ce que je vivais dans cette famille. Je lui ai dit : « *Si c'est pour repartir dans cette famille, je préfère abandonner l'école* ». Comme il savait à quel point je tenais à l'école, il a compris que ça devait être suffisamment dur, suffisamment grave. Il m'a interrogée là-dessus mais je n'ai pas voulu rentrer dans les détails parce que je voulais maintenir la cohésion au niveau de la grande famille. Alors il a pris ses responsabilités : il a déménagé dans une maison proche de mon futur lycée pour qu'on puisse vivre ensemble et que je poursuive ma scolarité dans de bonnes conditions.

La maman était restée au village parce qu'elle y menait ses activités, elle avait son champ qu'elle cultivait, elle arrivait à obtenir certains produits qu'elle vendait et puis il y avait derrière moi les autres petites sœurs qui étaient à l'école au village, donc elle a préféré rester là-bas. Ce n'était pas très loin, juste 15 kilomètres. Donc très vite les déplacements se sont faits dans les deux sens sans aucun souci. Quant à mes deux sœurs ainées, elles étaient dans des collèges où il y avait le système d'internat. Dès que l'ainée a fini l'école primaire, elle s'est directement engagée dans un collège qui était géré par des religieuses et elle a poursuivi ainsi jusqu'au baccalauréat[25]. Aujourd'hui elle est religieuse et en même temps infirmière. Elle travaille à Ouagadougou dans un hôpital géré par des Camilliens. La deuxième, elle aussi a été envoyée dans un collège dans une autre ville qu'on appelle Banfora. Elle y a fait son premier cycle de la 6ème à la 3ème, l'année du brevet ; donc elle aussi a été épargnée des difficultés que j'ai rencontrées. Le système d'internat, c'est vraiment parfait. Tout est structuré autour des études, tout est bien programmé. Mais quand elle a réussi son BEPC[26], il a fallu qu'elle change d'établissement parce que là où elle était, il n'y avait pas de possibilité de continuer. Donc elle nous a rejoints avec mon papa à Bobo et elle est allée dans le même établissement que moi. Nous avons donc fréquenté[27] ensemble. Puis les autres petites sœurs nous ont rejoints lorsqu'elles ont terminé le primaire.

Nous sommes restées comme ça jusqu'au 14 décembre 1997, lorsque le papa a été tué dans un accident de voiture. Il avait 53 ans. Ça a été un grand choc. Moi j'étais en terminale et ma grande sœur reprenait sa terminale parce qu'elle avait échoué au bac. Ça a été vraiment difficile, à tous niveaux. D'abord la perte du père. C'était un grand choc. Mais ensuite ça a été difficile aussi financièrement parce que la scolarisation de six enfants, ce n'était pas facile. C'était une lourde charge pour la famille. Le choc a surtout été sur la maman plus que sur nous, les enfants. On peut dire qu'elle a déprimé pendant longtemps après le décès… c'était terrible ! À un moment donné on a même eu peur qu'elle se suicide. Et je crois qu'elle ne s'en est jamais totalement remise. Parce que mes parents étaient très liés, on ne les a jamais vus se disputer. Jamais. En fait, même si

---

[25] Au Burkina Faso, les taux de réussite des établissements catholiques sont très supérieurs à la moyenne nationale dans les établissements publics (89 % contre 43 %).

[26] Sigle signifiant Brevet d'Etudes du Premier Cycle ; il s'agit du diplôme national de fin de cycle au collège.

[27] Expression pour signifier fréquenter l'école.

souvent on avait l'impression que c'était la maman qui prenait les décisions pour nous, ce n'était pas ça. Et d'ailleurs chaque fois que je voulais protester pour une chose ou une autre et que j'allais voir le papa, je me rendais compte qu'il était toujours du côté de sa femme. Toujours. Et quand lui aussi décidait quelque chose et que nous les enfants, nous partions voir la maman en espérant son soutien, elle demandait : « *Le papa a dit quoi ? Tu lui as posé le problème, il a dit quoi ?* ». Quand tu lui répondais : « *Il a dit que…* », elle disait : « *Mais c'est ça. C'est ça qu'on va faire* ». Donc ils étaient très harmonieux dans leur couple.

Pourtant, ça a été un mariage arrangé. Ma mère était destinée à un mariage forcé. Mais dans notre village il y a un séminaire où on forme des prêtres, le Grand séminaire de Koumi, qui a été l'un des plus grands séminaires d'Afrique de l'Ouest. Pendant longtemps, cette institution a fourni l'Afrique de l'Ouest en prêtres ; ils étaient tous des Blancs à ce moment-là. Donc dans le village il y avait ces prêtres qui étaient contre le mariage forcé et avec l'évangélisation, ils encourageaient les gens à abandonner cette tradition. Une fois, l'un des prêtres a croisé ma mère et lui a demandé si elle était destinée à un mariage forcé. Il lui avait posé cette question comme à d'autres filles du village. Ma mère a répondu oui. Alors il a dit qu'il allait la prendre dans l'institution pour la former à faire la cuisine pour les prêtres. Donc ma mère est partie dans cette institution où elle a travaillé, avec l'accord de ses parents. Il faut dire qu'eux-mêmes n'étaient pas très favorables au mariage forcé mais la pression sociale était telle que c'était vraiment difficile pour eux de s'y opposer pour leurs enfants. Donc quand ce prêtre est venu prendre ma mère pour la faire travailler dans le Grand séminaire, ça a été une bénédiction pour elle mais ça a aussi été une bénédiction pour mes grands-parents.

Ma mère est restée là-bas quelques années, elle avait un petit revenu. Et c'est là qu'un des cousins du papa, qui travaillait aussi dans cette institution, a arrangé le mariage entre ma mère et mon père. Tous les deux venaient du même village mais ils ne s'étaient jamais vus. On lui avait juste présenté une photo de lui et elle a pris le risque d'accepter de se marier avec lui. Sachant qu'il travaillait en Côte d'Ivoire, elle a fait le trajet pour aller le rencontrer et pour apprendre à le connaitre. Donc ça a été un mariage arrangé, ils ne se connaissaient pas avant. Mais malgré tout, pour eux ça a donné quelque chose de positif. Ils s'entendaient très bien, ils s'épaulaient pour notre éducation. Et je crois que cette entente entre eux nous a beaucoup aidés au niveau de notre éducation. Mais quand le papa est décédé, financièrement ça a provoqué beaucoup de difficultés. Heureusement que le restaurant dans lequel il travaillait avait fait les choses comme il fallait, c'est-à-dire qu'ils avaient déclaré mon père à la Caisse[28], donc il avait ses allocations et quand il a eu son accident, il venait de quitter le service pour rentrer à la maison. De sorte que ça a été déclaré comme un accident du travail.

Avec les différentes indemnisations, on a pu tenir le coup. Et la famille s'était fait beaucoup d'amis chez les prêtres qui ont vécu au village ; beaucoup nous ont aidés sur le plan financier à ce moment-là. Il faut dire que l'aide des prêtres a commencé avant même le décès du papa. Ils aidaient au paiement de la scolarité et des fournitures scolaires. Il y a deux prêtres qui nous ont particulièrement aidés. Sans eux, on n'aurait pas pu continuer les études. Les deux sont aujourd'hui des évêques, Monseigneur Pierre Claver Malgo, évêque de Fada et Monseigneur Lucas Kalfa Sanou, évêque de Banfora. En fait, ils nous ont connus quand on partait à la messe et ils étaient très impressionnés de voir cette famille où il y avait plein de filles qui, toutes, étaient scolarisées et travaillaient bien à l'école. Nous avons été la première famille où des filles ont vécu au village, ont fait l'école au village puis sont allées au collège, ont passé le BEPC sans avoir une grossesse en cours de route ! C'était tellement rare ! Je tiens à dire un grand merci pour tout ce qu'ils ont fait pour nous.

J'ai échoué au baccalauréat à la première tentative, qui est survenue l'année où le papa est décédé. Nous savions que ça n'allait pas être évident. J'ai eu mon bac à la seconde tentative. Donc notre famille a vraiment marqué positivement les esprits : parce que les six enfants ont été scolarisés et tous ont réussi. Ça, c'est à mettre au crédit de l'éducation que nous ont donnée le papa et la maman. Il faut dire aussi que quand nous regardions nos conditions de vie,

---

[28] Il s'agit de la Caisse Nationale de Sécurité Sociale, souvent contractée en « Caisse » dans le langage courant.

nous nous disions qu'il fallait que ça change. Pour que ça change, il fallait avoir une trajectoire différente de celle des parents. Et la seule garantie qui s'offrait à nous, c'était l'école. Donc nous avons vite compris qu'il fallait vraiment travailler à l'école pour pouvoir améliorer les conditions de vie de nos parents et de nos futures familles. Et puis, au-delà de l'éducation et de nos conditions de vie que nous voulions améliorer, ça nous choquait de voir nos camarades de classe, et elles étaient nombreuses, pour lesquelles dès la fin de l'école primaire les parents disaient : « *C'est bon, tu sais lire et écrire, c'est suffisant pour une fille. Tu n'as pas besoin de plus que ça* ». Et ils interrompaient la scolarisation des filles comme ça ! Beaucoup auraient pu réussir, comme nous, si elles n'avaient pas été arrêtées par les parents. Mais ils prenaient chaque fois en exemple des filles qui étaient parties au collège et qui revenaient dans la famille avec une grossesse. Et finalement elles restaient là, ne partant plus à l'école, sans mari et avec un enfant ! C'était l'exemple qui était présenté aux gens lorsqu'ils imaginaient permettre à leurs filles de continuer leur scolarité au collège.

Nous à l'inverse, nous nous disions que nous ne pouvions pas décevoir notre papa qui avait bravé tous ces gens-là et toute sa famille pour qu'on continue notre scolarité. Il fallait qu'on lui fasse honneur. Et il fallait qu'on fasse comprendre à ceux qui le traitaient de méchant, d'égoïste, qu'il avait eu raison de faire le choix qu'il avait fait. Du coup, ça nous a vraiment fait mal qu'il n'ait pas pu voir advenir le fruit de son travail, de ses choix, le fruit de ses efforts. Il n'a pas pu voir ce que nous sommes toutes devenues. Vraiment, ça nous fait encore mal ! Mais au moins, nous avons tenu à le venger, entre griffes[29], au niveau de sa famille. C'est-à-dire que devenues adultes et bien installées dans nos situations, nous nous sommes très bien occupées de ses cousins quand ils avaient des besoins. Nous avons tout fait pour les satisfaire lorsqu'ils nous sollicitaient, et c'était une manière de leur dire, finalement, que c'était grâce à notre père si on pouvait les aider aujourd'hui. Et oui ! Parce qu'eux, ils n'ont pas envoyé leurs enfants à l'école et voilà que leurs enfants sont au même niveau qu'eux ! Alors que nous,

[29] Expression équivalente à « entre guillemets ».

nous avons avancé et nous voilà maintenant en situation de les aider à notre tour…

Dans la famille de ma mère, du côté de ses frères, de nouveau aucun n'a envoyé ses enfants à l'école. Par contre elle a deux sœurs qui ont plusieurs enfants scolarisés. Par exemple, l'une des grandes sœurs de ma mère a un enfant qui est médecin, c'est lui qui m'a conseillé de faire la médecine. Donc ce cousin et ses petits frères ont été scolarisés mais pas ses grands-frères et ses grandes sœurs. Et il est le seul à avoir bien suivi ses études. Alors il a tenu à ce que les deux benjamins de sa mère, une fille et un garçon, soient aussi scolarisés. Malheureusement ils n'ont pas pu franchir le cap de l'école primaire. Et pour ce cousin, son parcours scolaire a commencé par un coup de chance parce qu'au moment où il devait commencer l'école, son père est décédé mais il avait comme voisin à ce moment-là un enseignant et chaque matin en partant à l'école, il emmenait ce cousin avec lui. En fait, il aidait l'enseignant à transporter ses livres et ses cahiers à l'école. Il l'a pris en tant qu'auditeur libre et il l'a vu évoluer comme ça. Il y a des destins parfois qui tiennent à peu de choses... Ce cousin est aujourd'hui médecin, il est très lié à notre maman, d'ailleurs on l'a toujours connu plus proche d'elle que de sa propre mère. Si bien que nous étions convaincus qu'il était le petit frère de la maman et pendant longtemps nous l'avons appelé *tonton* avant de nous rendre compte que c'était notre cousin[30] !

Donc nous, les cinq filles et le fils, si nous nous comparons aux autres dans ce contexte, je peux dire que nous avons eu des parcours d'exception finalement. Aujourd'hui l'ainée est infirmière. Ici au Burkina Faso, les infirmiers ont la possibilité de faire une spécialisation, on les appelle les *attachés de santé*. Ma sœur a fait une spécialisation en pédiatrie. Il faut savoir que lorsqu'elle a suivi cette formation, il n'y avait pas la nécessité d'avoir le bac pour devenir infirmière, mais par contre il fallait avoir atteint le niveau de la terminale. C'est la règle pour les infirmiers diplômés d'État. Dans notre système de santé nous avons aussi des infirmiers brevetés,

---

[30] Ce cousin si important dans la vie du docteur Ouattara, comme elle le développera à différents moments du récit, est décédé d'un accident de la circulation le 21 août 2021, sur la route menant de Koudougou à Ouagadougou.

c'est-à-dire qu'avec le brevet, on peut devenir infirmier ou infirmière. Depuis quelques années ça a changé parce que le pays s'est calé sur le modèle d'autres pays comme la France[31] ; donc il faut avoir eu le baccalauréat. Ma deuxième grande sœur est aussi infirmière. À son tour elle a fait une petite spécialisation, elle est aujourd'hui attachée de santé en ORL. Je suis la troisième, j'ai fait médecine. La quatrième a fait des études de droit après le bac. Elle a eu sa maitrise puis elle a suivi une formation en gestion des ressources humaines. Aujourd'hui elle travaille dans une structure en tant que gestionnaire des ressources humaines. La cinquième aussi a eu le baccalauréat. Elle avait commencé des études en sociologie mais elle s'est réorientée et a eu le concours de sage-femme. Actuellement elle travaille avec l'ONG *Marie Stopes International*. C'est une ONG présente dans plusieurs pays, qui s'occupe de santé sexuelle et reproductive. Enfin le dernier, le garçon, a eu son baccalauréat puis il a fait des études d'ingénieur en électromécanique. Il a eu sa maitrise et il travaille à la Société Internationale de Transport Africain par Rail[32] parce qu'il a eu la chance, pendant ses études, de faire un stage dans cette société, il a été très bien noté et il n'avait même pas encore fait sa soutenance de mémoire de fin de cycle lorsque la société l'a rappelé pour le recruter.

Donc six enfants, six réussites. Mais avec énormément de sacrifices de la part des parents et évidemment surtout après le décès du père. Notre regret, c'est qu'aujourd'hui la maman est suivie pour la maladie d'Alzheimer. Or elle n'a que 67 ans ! Du coup elle est là mais elle ne nous reconnait plus quand nous partons la voir. Elle dit qu'elle sait que tu es son enfant mais elle ne se rappelle plus de ton nom. Mais elle a eu le temps de nous voir réussir. Elle en était tellement fière ! Elle était fière aussi parce que malgré que nous continuions notre parcours à l'école secondaire puis à l'université, nos habitudes n'avaient pas changé au village. Pendant les vacances

---

[31] Les infirmiers sont formés à l'Institut de Formation et de Recherche Interdisciplinaires en Sciences de la Santé et de l'Education (IFRISSE). Cet institut forme des cadres de l'éducation et de la santé en suivant le système LMD – Licence-Master-Doctorat – en vigueur à l'échelle européenne.

[32] SITARAIL, société qui gère les chemins de fer au Burkina Faso.

nous repartions auprès d'elle ; nous allions avec elle au champ pour faire tous les travaux que nous faisions avant. Alors que ce qui se remarquait surtout dans les autres familles, c'est que quand les enfants arrivaient à aller au collège, lorsqu'ils revenaient ils jouaient les grands, ils ne voulaient plus faire certaines choses comme aller au champ pour aider les parents ! Les autres familles demandaient même à la maman comment elle faisait pour nous amener à continuer à faire tout ça avec elle. Elle disait : « *Je ne les oblige pas à faire ces travaux, elles le font sans que je demande* ». Parce que nous, les enfants, nous nous disions que ce n'était pas parce que nous étions arrivés à l'université que notre condition était différente. C'était toujours notre mère, il y avait toujours des travaux à faire au champ, il n'y avait pas de raison qu'elle soit seule à les faire pendant qu'on restait assis. Cette humilité qu'on a gardée a vraiment marqué beaucoup de familles. La maman en était très fière, parfois elle revenait nous dire : « *Il y a telle personne que j'ai vue, qui m'a dit mais c'est impressionnant que tes enfants soient là, ils travaillent bien à l'école et ils continuent à travailler ici* ! ».

Je peux dire que cette enfance m'a forgée en tout. D'abord en tant que femme et en tant que mère de famille, j'ai eu la chance de voir l'importance de l'union entre les parents. J'ai eu la chance de voir l'impact positif que ça a pu avoir sur les enfants. J'ai eu la chance de voir que le plus important, ce n'est pas de forcer les enfants en leur disant : *« Tu dois étudier, il est telle heure tu dois te mettre au travail* » : il s'agit juste de faire voir ce qu'il y a à faire et laisser la latitude à l'autre de comprendre qu'il doit le faire. Et comme ça, même quand tu n'es pas là, le travail se fait correctement. Ce n'est pas si fréquent… par exemple au niveau de mes collègues professionnels de santé, ils sont chaque fois angoissés, il faut qu'ils rentrent à la maison à telle heure sinon les enfants ne vont pas faire leurs devoirs, je dis : « *Ah bon ! Chez moi on ne connait pas ça hein !* ». Chez moi les enfants n'ont pas un programme qui dit de telle heure à telle heure il faut étudier. Chez certains la télé est verrouillée ; chez moi la télévision est là. Tu as tes cours à l'école. Tu as tes devoirs à faire. Tu sais ce que tu dois faire. Je responsabilise mes filles de la même manière que mes parents l'ont fait pour nous. Et même à l'inverse, quand je dois intervenir, c'est pour leur demander de temporiser un peu, de se reposer. Parce que l'ainée en particulier est tellement perfectionniste qu'elle ne conçoit pas de ne pas être la première de sa classe. Chaque fois je lui rappelle que l'essentiel n'est pas d'être première. Quelqu'un peut toujours te dépasser, il ne faut pas faire une fixation là-dessus. Il faut juste travailler, apprendre les leçons, faire ce que l'on peut.

Donc quand je suis à mon poste à Koudougou, je ne m'inquiète pas du tout de ne pas être là pour les encadrer, ni mon mari. Je sais qu'elles feront ce qu'il faut. Là, il y a une sorte de transmission entre ce que j'ai vécu et la manière d'éduquer mes filles. Et la manière dont j'ai vécu, les conditions dans lesquelles j'ai vécu, tout ce que je faisais comme travaux, je vois que ça m'aide beaucoup aussi en tant que mère. Parce que l'ainée qui a 12 ans, je lui dis : « *Ta chambre, ce n'est pas à quelqu'un de la nettoyer pour toi* ». Il est vrai que nous avons deux filles[33] qui sont là pour faire le ménage, la cuisine, mais lorsque l'ainée ne part pas à l'école les après-midis, elle sait qu'elle doit aider dans les travaux à la maison. Je lui dis que tous ces travaux-là, elle doit savoir les faire parce qu'elle n'aura pas forcément toujours quelqu'un pour les faire à sa place. Il ne faut pas que sa maison soit sale parce qu'il n'y a pas quelqu'un pour la nettoyer. Et certains jours, je lui dis : « *Aujourd'hui c'est toi qui prépare le riz* ». Donc elle apprend petit à petit à le faire. Parce qu'en tant que femme et en tant que future mère de famille, il faut savoir faire la cuisine, il faut savoir tenir sa maison. C'est ce que j'ai dit à ma fille : « *Tu auras peut-être assez d'argent quand tu seras grande pour payer quelqu'un pour faire la cuisine, le ménage, mais il faut quand même savoir le faire, d'abord pour soi, puis pour l'apprendre aux autres : aux enfants, aux employés s'ils ne savent pas faire ce que tu veux* ».

Cette enfance a aussi énormément d'impact sur ma manière d'être médecin aujourd'hui. Parce que ces difficultés que j'ai vécues au sein de ma famille me permettent de mieux comprendre certains malades qui viennent avec leurs propres difficultés. J'ai vécu certaines situations qu'ils vivent. Je prends un exemple tout simple : une personne il y a quelques semaines m'a dit qu'elle avait remarqué que j'étais différente des médecins à qui elle avait eu à faire jusque-

---

[33] Ce terme signifie dans ce contexte « employées de maison ».

là, parce que je ne me contente pas de prendre en charge la pathologie du malade ; je cherche à prendre en charge mon patient en m'intéressant à tout ce qui se passe autour de lui. Elle m'a dit ça parce qu'elle était venue rendre visite à un malade et quand je suis arrivée dans la salle d'hospitalisation pour consulter, l'état de mon patient était tel que j'ai décidé de l'évacuer à Ouagadougou. J'ai donc appelé les collègues à Ouagadougou, j'ai préparé le terrain, j'ai fait un résumé que j'ai envoyé sur papier et sur WhatsApp, et j'ai demandé à la famille de l'enfant qui devait être évacué, combien ils avaient d'enfants. Ils m'ont dit qu'ils en avaient trois. Je l'ai demandé parce que pour aller jusqu'à Ouagadougou, il faut que les deux parents se déplacent, l'enfant ne peut pas partir seul, et un seul parent souvent, ce n'est pas suffisant pour toutes les tâches qu'il y a à faire lorsque l'enfant est hospitalisé. Donc je leur ai demandé qui allait s'occuper des enfants qui devaient rester à Koudougou. Et cette visiteuse m'a dit qu'elle n'en revenait pas. Quand elle m'a entendue dire ça, elle s'est dit : « *Mais celle-là elle vient de quelle planète* ? ». On n'est pas habitué à voir ça ici ! D'habitude le médecin dit : « *Voilà, l'état de ton enfant est tel qu'il faut l'envoyer à Ouagadougou* », on donne les papiers pour le déplacement et on s'en va. Ce n'est pas ce que je fais. Après ce jour-là, on s'est rendu compte, avec cette femme, qu'on était de la même ethnie. Elle est Bobo comme moi. Quand elle l'a su, elle m'a appelée pour me dire que vraiment, elle n'avait jamais vu ça ! Parce que c'est rare pour un médecin de se préoccuper de l'ensemble de la situation du patient.

C'est rare aussi de considérer le patient avant son propre confort. Par exemple la semaine passée j'étais souffrante et on a dû annuler notre rendez-vous toutes les deux[34]. Mais malgré cela, j'ai tenu à faire ma consultation à Koudougou. Tous les autres me disaient : « *Mais c'est quoi ton problème ? Tu es malade, on va renvoyer les malades* ». J'ai dit non, on ne peut pas les renvoyer. Si un collègue pouvait reprendre mes consultations, j'aurais pu rester chez moi mais ce jour-là, personne ne pouvait le faire. Donc je suis venue au travail parce que je savais que parmi les personnes malades que

---

[34] Il s'agit du rendez-vous entre le docteur Ouattara et moi-même dans le cadre de la réalisation de ce récit.

j'allais devoir consulter, certaines avaient quitté très tôt leur maison pour venir dans l'attente de cette consultation. Parmi ces personnes, je sais que certaines, parce qu'elles n'en avaient pas les moyens, sont allées demander à un voisin, à un membre de la famille de les aider à arriver à Koudougou le jour de ma consultation, peut-être en donnant de l'argent pour le bus ou en s'occupant des autres enfants restés à la maison. Si je ne fais pas cette consultation, imagine tous les sacrifices que ces gens-là ont faits pour arriver jusqu'à moi ! Donc ce jour-là, j'ai dit à l'équipe qui gère les rendez-vous de consultation à Koudougou de limiter mes malades parce que moi-même j'étais malade. Ils m'ont pris juste dix malades, les dix qui étaient déjà là, et j'en ai moi-même ajouté un autre. Et effectivement quand je suis arrivée pour la consultation, je me suis rendu compte que certains étaient là depuis la veille ! Depuis la veille, Isabelle ! Ils sont venus dormir dans le couloir du centre médical pour m'attendre. Et là, je me dis qu'il y a certaines situations que je comprends parce que je les ai vécues. Si je ne les avais pas vécues, si j'avais eu, comme beaucoup de mes collègues, des conditions de vie dans des familles aisées, je ne connaitrais pas ça. Pour eux, tu es malade, tu restes chez toi, il n'y a pas de raison que tu viennes. Mais pour moi, il y a une forme de respect que l'on doit à ceux qui sont venus et qui ont fait tant d'efforts pour arriver jusqu'à toi ! On doit y répondre du mieux possible. Mais effectivement, pour certains ce n'est pas un problème de reporter une consultation, de renvoyer un malade. Alors que pour ces malades et leur famille, c'est souvent énormément de sacrifices à faire pour être soignés. Il ne faut jamais l'oublier.

En tout cas, il est vrai que ça a parfois été très difficile dans ma famille durant notre enfance mais je suis contente d'être passée par toutes ces épreuves parce que sans cela, je ne serais pas le médecin que je suis. Je ne serais pas qui je suis aujourd'hui en tant que femme. Cette histoire familiale m'a fait devenir le médecin et la femme que je suis.

CHAPITRE 2. « JE N'AI PAS TROUVÉ LE MÉTIER QUE J'AVAIS IMAGINÉ »

Avant que je passe le baccalauréat, je voulais être ingénieur en agronomie, je ne sais pas trop pourquoi. Or après le bac, lorsque mon cousin qui était médecin a vu mes notes durant la terminale puis au bac, il m'a dit que je pouvais réussir facilement des études en médecine et qu'il préférait que je fasse la médecine plutôt que l'agronomie. D'abord parce que lui était médecin et il m'a dit que c'était bien comme métier ; mais il m'a surtout expliqué qu'avec la médecine il était sûr que je ne serai pas au chômage à la fin de mes études. À cette période, le problème de l'emploi se posait déjà, beaucoup d'étudiants à l'université en fin de formation étaient au chômage. C'est ainsi que j'ai opté pour la médecine.

Je dois dire que les débuts ont été difficiles. D'abord pour suivre les études de médecine il fallait venir à Ouagadougou, ça fait 365 kilomètres depuis Bobo-Dioulasso. Donc quand je suis arrivée, j'étais logée dans une famille, celle de l'ami de ce cousin. Mais c'était loin de l'université, environ une dizaine de kilomètres et je n'avais pas de moyens de déplacement, donc il fallait prendre les bus ; de la maison à l'arrêt du bus, il fallait marcher sur deux kilomètres, puis le premier bus arrivait déjà plein à craquer à cet arrêt, d'ailleurs il ne s'arrêtait même pas pour ne pas permettre aux gens de monter, de s'agripper aux portes. Donc il fallait que j'attende le deuxième bus qui me déposait à environ un kilomètre de l'université, je devais marcher le reste du trajet, si bien que je ratais beaucoup de cours du matin. Et quand j'allais à l'université, je devais rester jusqu'au soir avant de rentrer chez moi. J'ai fait ça environ un mois et demi et heureusement, j'ai obtenu une chambre à la cité universitaire où j'ai déménagé et là, les choses sont devenues plus facile pour moi.

Je n'ai pas validé ma première année. Et j'ai encore dû reprendre cette première année parce que l'année universitaire a été invalidée par le gouvernement. En fait nous, les étudiants, avions une plateforme revendicative autour de laquelle nous avons énormément lutté. Cette lutte était dirigée par le principal syndicat des étudiants, l'Association Nationale des Etudiants Burkinabè[35]. C'est la corporation de ce syndicat au niveau de la faculté des sciences de la santé (la FSS) qui a commencé la lutte autour des problèmes spécifiques aux étudiants en médecine, dont la question de la rémunération des stages à l'hôpital. Parce que les étudiants en médecine font un travail énorme dans les hôpitaux et à partir d'une certaine année dans certains pays on leur donne des frais de stage. Alors qu'au Burkina Faso, il n'y avait absolument rien en dehors de la septième année de médecine, qui avait un montant fixé depuis des années et qui ne variait pas. C'était le principal point de nos revendications. Ces luttes nous ont pris des mois puis elles ont embrasé toute l'université. Toutes les facultés sont entrées dans la danse pour nous soutenir. Après satisfaction de la plateforme revendicative de la corporation FSS de l'ANEB, c'est le comité exécutif de l'ANEB qui est entré en lutte avec des revendications qui concernaient cette fois tous les étudiants de l'université. Finalement, on a eu pas mal d'acquis. Sauf que ça s'est soldé par une année blanche, une année invalidée par le gouvernement.

Nous avons lutté pour que personne ne soit renvoyé. Et du coup, j'ai dû faire la première année trois fois ! Et là c'était déprimant, c'était terrible ! Je me suis même demandé s'il fallait continuer parce qu'en temps normal c'est déjà sept ans d'étude et moi, dès la première année je fais déjà trois ans, franchement ! Enfin, à la fin de la troisième année j'ai validé cette première année. La famille avait pitié de moi ! Mais en tout cas elle me soutenait, il faut le dire, la famille m'a beaucoup soutenue.

En deuxième année, je n'ai pas eu de souci pour valider. Par contre, on apprend les soins infirmiers et là, je me suis demandé ce que je venais faire ici ! Mon premier jour de stage était dans un service de chirurgie où se trouvait un patient qui avait un cancer de l'os, au niveau d'un de ses genoux et d'ailleurs ce patient devait être évacué en Europe le même jour, mais il fallait refaire son pansement. Quand on a commencé à enlever ses bandages, la

[35] Nommée dans le langage courant par son acronyme ANEB.

tumeur était tellement grosse qu'il fallait l'attraper carrément avec les mains, c'était comme un fruit trop mur qui allait éclater, il fallait l'attraper de part et d'autre avec les mains, en enlevant une compresse d'un côté pendant qu'une infirmière mettait une compresse de l'autre et malheureusement, c'est moi qui était là pour attraper cette tumeur pendant qu'on faisait les pansements… Ça puait tellement ! Ça m'a choquée. Ça m'a traumatisée ! J'ai eu des problèmes pour manger toute la journée… et quand je suis rentrée j'ai passé tellement de temps sous la douche ! J'avais l'impression que l'odeur était restée collée à ma peau. Et ça, c'était le premier jour. Alors je me suis vraiment demandé ce que je faisais ici. Je me suis demandé si j'allais pouvoir tenir dans ce métier. Puis après ce patient, les autres ont été de moins en moins traumatisants durant ces soins infirmiers. Donc j'ai eu le temps de m'habituer petit à petit, de me familiariser petit à petit avec les malades.

Pendant les vacances, je partais dans les CSPS et les CMA (Centre Médical avec Antenne chirurgicale), surtout le CMA de Houndé[36], pour travailler avec les infirmiers, en plus des stages programmés pendant l'année académique. C'était volontaire parce qu'il y a certaines choses qui se font dans les CSPS et qu'on ne fait pas dans les centres hospitaliers universitaires. Par exemple dans un CSPS, que ce soit les consultations nourrisson-sein, les consultations curatives, les consultations prénatales, tout se fait là, en même temps. Alors que dans les CHU, comme c'est organisé en départements, quand tu es dans un département tu ne fais que ce qui concerne les pathologies prises en compte dans ce département. C'est assez restreint. C'est surtout dans les CSPS que j'ai appris à faire des injections, à placer des perfusions, à faire des pansements, bref tous ces gestes-là. Par contre à la différence de chez vous, chez nous on ne fait pas d'autopsie dans notre formation, malheureusement. Ça manque énormément parce que pour le cours d'anatomie pathologique on aurait dû pouvoir le faire, mais ce n'est pas possible, ça ne se fait pas. Si bien qu'au Burkina, les cas d'autopsie concernent seulement les morts suspectes, pour les

---

[36] Houndé est une commune de la province du Tuy, située dans la région des Hauts-Bassins, à l'ouest du pays. Elle se trouve à une centaine de kilomètres de Bobo-Dioulasso.

besoins de l'enquête. Donc l'anatomie chez nous c'est dans les livres ! On ne travaille pas sur les corps.

En 3ème et 4ème année, je n'ai pas eu de problèmes particuliers. Par contre j'ai repris la 5ème année parce que je n'avais pas validé deux modules. Puis je suis passée en 6ème année et j'ai aussi dû reprendre parce qu'il faut absolument tout valider pour passer à la 7ème année qui est un autre cycle. Et de nouveau, je n'avais pas validé un module en fin d'année, donc j'ai dû reprendre cette 6ème année.

Durant la 7ème année, j'ai eu un problème avec ma thèse parce que j'avais déjà pris un thème de recherche pour ma soutenance dès la 5ème année, en espérant que d'ici que je finisse, tout serait prêt pour que je soutienne rapidement. Donc j'ai beaucoup travaillé sur mon thème qui était le cancer du sein en 5ème puis en 6ème année, et finalement à un moment donné mon directeur de thèse était devenu bizarre, il ne réagissait plus à mes sollicitations. Lorsque je lui envoyais des documents à corriger, il ne réagissait pas, j'envoyais la version papier il ne réagissait pas, la version électronique non plus... En fait il avait changé de poste et il n'était plus dans l'hôpital où je préparais ma thèse. Donc il était difficile de le voir. Je me suis retrouvée à trainer, ce qui me faisait mal parce que j'étais déjà suffisamment avancée, j'avais mon protocole, mes fiches de collectes remplies, etc. Bref ça a duré comme ça jusqu'à ce que j'arrive en 7ème année sans que j'aie pu avoir une avancée avec lui. J'ai fini la 7ème année dans la même situation jusqu'à ce que je me dise qu'il fallait changer de thème.

J'ai alors décidé de travailler sur le cancer de la prostate. Au début de la recherche on m'avait dit d'avoir douze cas, je les ai eus, puis on m'a dit de continuer la collecte sur une année, je l'ai fait, puis on m'a dit d'avoir une trentaine de cas... Finalement j'ai eu trente-trois cas et j'ai monté mon document avec ça. Et à la fin, mon nouveau directeur de thèse, en fait mon co-directeur, celui avec qui j'ai surtout travaillé, devait s'absenter durant plusieurs mois pour préparer son examen d'agrégation. Donc il m'a dit que je ne pourrais pas soutenir, que je devais attendre encore une année. Là j'ai dit non, ce n'est pas possible, le document est prêt, il faut que je soutienne. En fait avec son absence, il avait peur que je ne m'en sorte pas. Je lui ai dit : « *Si vous estimez que le document est bon, je suis prête à soutenir, même si vous n'êtes pas là ».* Parce que celui qui était mon directeur de thèse était un professeur titulaire. Le jour de ma soutenance, il ne pouvait pas être dans le jury parce que le président du jury n'était pas un professeur titulaire mais un maître de conférences agrégé, donc si mon directeur était dans le jury, il aurait été en même temps mon directeur et il aurait été le président du jury du fait de son grade. La faculté évite ce type de situation. Donc mon directeur lui non plus ne pouvait pas siéger. Ce qui fait que je me suis retrouvée avec un jury dans lequel je n'avais ni directeur ni co-directeur. Mon directeur était dans la salle pour me soutenir mais c'est tout. Malgré tout cela j'ai pu finalement soutenir en 2011 ; ça s'est très bien passé, j'ai eu la mention très honorable avec les félicitations du jury et ça a été la fin de mon calvaire.

Donc mes études ont duré 12 ans ! C'était difficile parce que je n'avais pas de bourse. De la première à la deuxième année, il y avait ce qu'on appelle l'Aide, c'est une somme que l'Etat donne aux étudiants pour les aider dans leurs études. Et justement, ça a fait partie des raisons de nos revendications lorsque l'année a été invalidée, parce qu'avant cette revendication, pour ceux qui n'avaient pas la bourse comme moi, l'État les endettait systématiquement en leur donnant de l'argent mais à crédit. Ils doivent rembourser lorsqu'ils commencent à travailler. Au niveau de notre syndicat, on s'est dit que ce n'était pas normal que l'État endette sa jeunesse comme ça... À l'issue de cette lutte, nous avons eu droit à une somme de 165 000 francs CFA par an si je me souviens bien, ou 120 000, c'est une somme qu'on donne par an à l'étudiant qui se débrouille avec ça. Mais à partir de la 3ème année, c'était le prêt pour ceux qui en formulaient la demande parce que nous avons lutté mais nous n'avons pas pu obtenir sa suppression totale, nous avons obtenu sa suppression sur les deux premières années. C'est déjà bien.

J'étais alors prête à exercer. Mais je n'ai pas trouvé le métier que j'avais imaginé. Tu sais, « *Oh c'est super, être médecin il n'y a rien de tel, waouh c'est vraiment bien* ». En fait au début j'avais la fierté d'être formée pour devenir médecin. J'étais même tellement fière de faire médecine qu'en première année, on a déjà des travaux pratiques qui sont faits dans les laboratoires et durant ces travaux pratiques nous sommes en blouse. J'étais tellement contente de porter ma blouse ! Si bien que le jour où on avait les travaux pratiques je la portais depuis ma chambre, je traversais l'université pour aller au laboratoire en blouse ! Mais très vite j'ai déchanté. Et me voilà maintenant médecin et je n'ai même pas envie de mettre mon caducée sur mon véhicule, je ne veux même pas qu'on sache que je suis médecin quand je sors ! En fait, l'image que j'avais de la médecine, du médecin, c'était un métier noble, le médecin était quelqu'un de respecté, qui gagne de l'argent et en fait cette idée est toujours ancrée dans la population. Si bien que quand tu arrives quelque part, les gens se comportent normalement jusqu'à ce qu'on dise notre profession si ça se présente et là, tu sens que les gens t'envient : « *Tu es médecin toi ?* » Les gens te félicitent immédiatement, ils disent à l'entourage : « *Il y a un médecin avec nous, s'il y a un problème il va le régler* ». C'est un gros poids sur les épaules. Un poids énorme même ! Parce que ce n'est pas toujours évident de donner satisfaction aux personnes qui vont te solliciter.

Et puis il y a des agents de santé qui ont fait, et qui continuent à faire, tellement de malversations, il y a du racket, les gens se plaignent de comportements d'agents de santé sans scrupule, ça a vraiment terni notre image. Donc franchement, il y a des moments où je n'ai pas du tout envie qu'on sache que je suis agent de santé. Parce que ces malversations se rencontrent dans tous les profils des agents de santé.

Ce poids sur les épaules vient aussi des attentes de la famille, qui sont énormes. Si bien que dans le quartier, je ne pensais pas qu'il y avait des gens, en dehors de mon voisinage direct, qui savaient que je suis médecin. Jusqu'à ce qu'il y a trois mois, voilà une dame qui n'est même pas proche de moi parce que si je la croise je ne saurais pas la reconnaitre et nos concessions[37] sont suffisamment éloignées, qui envoie son fils à la maison. Il connait bien la maison parce qu'il a à peu près l'âge de ma première fille, et il est venu demander mon numéro de téléphone. Bon, j'étais étonnée, j'ai réalisé que cette femme savait que j'étais médecin et ça lui paraissait normal de

[37] Une concession regroupe dans une même unité résidentielle et familiale une ou plusieurs habitations, en zone rurale comme urbaine.

m'appeler moi, au lieu d'aller voir son médecin. En fait sa mère voulait me poser un problème médical, celui de l'enfant d'une dame qu'elle connait : c'était en fait pour que j'aide cette dame à trouver un médecin en dehors de l'hôpital Yalgado parce qu'un de ses enfants est décédé là-bas, elle était complètement sonnée, déroutée, elle ne voulait plus jamais repartir dans cet hôpital. Donc elles se sont adressées à moi pour que je les aide à rentrer en contact avec un médecin ailleurs qu'à l'hôpital Yalgado.

Des sollicitations comme ça, j'en ai beaucoup. Et ça encore, ce n'est pas un problème, mais ils sont nombreux à attendre que ce soit toi qui les consultes, et que tu leur donnes en même temps des médicaments. Ils sont nombreux à ne pas comprendre, ou même à ne pas accepter que même moi quand je suis malade, je dois acheter mes médicaments. Pour eux, en tant que médecin, tu dois tout assurer... On se repose beaucoup sur nous pour avoir une consultation, des médicaments... Alors ça nous touche avec des intensités différentes. Par exemple c'est beaucoup plus criant pour mon cousin parce que lui est à Bobo, juste à 15 kilomètres de notre village, donc pour quasiment tous les gens de notre village, lorsqu'ils sont malades c'est lui qu'ils vont voir ! Du coup, quand quelqu'un est malade, il envoie un chauffeur chercher la personne au village pour l'amener à l'hôpital, il s'en occupe puis pour la période de la convalescence, il l'amène à son domicile, vraiment c'est incroyable ! Et ce sont des gens qui n'ont parfois aucun lien de parenté, ils viennent parce qu'on est du même village ! Et lui en plus est directeur général de l'hôpital de Bobo-Dioulasso. Or ce que les gens ne savent pas, c'est que tous ces soins, il les paye. Ce n'est pas gratuit. Moi je suis moins sollicitée mais c'est très difficile de dire non, je l'avoue. C'est très difficile. Pour le moment, je n'ai pas encore pu dire non, mais ma chance est que comme je suis très loin de chez moi, de Bobo, les sollicitations sont moindres. L'ampleur n'est pas la même que pour le cousin en question. En général quand on me sollicite c'est pour me demander un peu d'argent pour se soigner, pour faire des examens ou acheter des médicaments.

Malgré les difficultés des études, ce qui était réconfortant quand j'étais étudiante et qui m'encourageait à continuer, c'était les situations où on arrivait à prendre en charge une personne et qu'on réalisait que si nous n'étions pas là, cette personne serait probablement morte. C'est vraiment un sentiment gratifiant et ça encourage à continuer. Mais cette image du métier de médecin qui sauve des vies est venue s'effilocher au fur et à mesure des situations, et elles sont nombreuses, face auxquelles tu n'as pas de solution. Tu es dos au mur. Tu ne fais que du palliatif en attendant que la personne meure, simplement par manque de moyens. Et cela fait qu'on ne peut pas maîtriser la maladie. Par exemple lorsque j'étais en 5ème année de médecine il y a eu une situation où le malade, on ne sait pas pourquoi, avait deux problèmes graves en même temps. Il avait une surcharge anormale en fer, on appelle ça l'hémochromatose. Quand c'est comme ça, l'un des moyens pour soulager la personne, c'est de la faire saigner pour diminuer sa quantité de sang parce que ça permet aussi de diminuer sa quantité de fer. Mais ce monsieur avait aussi une anémie tellement sévère qu'on était obligé de le transfuser. Donc, son hémochromatose nous conduit à plutôt diminuer son sang mais si on ne le transfuse pas, il est tellement faible que son cœur commence à montrer des faiblesses. Autrement dit si on ne le transfuse pas il va mourir de son anémie, mais en le transfusant on aggrave son hémochromatose. Donc l'un des deux problèmes peut le tuer sauf qu'en voulant le traiter on aggrave l'autre. Je me souviens encore de cette situation parce qu'elle m'avait tellement écœurée ! Je me suis dit mais qu'est-ce qu'on fait là ? C'est comme si on jouait au jeu du chat et de la souris ! Tu essaies d'arranger un problème et tu aggraves l'autre, tout ça chez le même patient.

Sur cette situation est venue s'ajouter une infection grave, on n'a même pas pu terminer le traitement parce que quand on a pu identifier le germe, on avait à peine commencé le traitement que le lendemain les parents ont demandé à partir à la maison avec le patient. Il est vrai que le coût du traitement était élevé mais surtout la famille voyait qu'il n'y avait pas d'amélioration et elle voyait que nous-mêmes, nous ne faisions rien pour régler en réalité le problème de ce patient. Donc pourquoi insister ! J'ai vite appris que je ne peux pas toujours être utile et efficace comme il le faudrait et que si rien d'efficace ne peut être fait pour un patient, lorsque les parents demandent à quitter l'hôpital avec le malade, il faut les laisser partir. Maintenant si on reste sur ce cas, peut-être que dans un pays développé on aurait trouvé une cause à cette hémochromatose afin de pouvoir traiter ce problème de manière définitive.

Il faut bien comprendre qu'on nous forme à être des médecins « *universels* » comme ils le disent. On nous forme pour connaitre ce que tous les médecins connaissent. Mais ensuite quasiment tous les jours dans le travail, c'est lorsque des situations comme celle-là arrivent que nous nous demandons : « *Mais si c'était ailleurs ? Est-ce qu'on aurait pu aller au-delà de ce que nous avons fait ici ?* ». On se pose cette question dès qu'on se forme. Si bien que c'est difficile pour nous parce qu'il y a des choses qui restent totalement abstraites à cause de techniques que nous n'avons pas, de gestes qu'on apprend théoriquement à faire mais on n'arrive jamais à les faire dans la pratique parce qu'on n'a pas les équipements qu'il faut. Ça concerne beaucoup les spécialités chirurgicales pour lesquelles il y a des choses que les médecins doivent savoir mais ça reste théorique. Sinon concernant les examens, même ceux qui ne peuvent pas être faits chez nous, on doit savoir que pour telle maladie, il faut demander tel examen et on doit savoir quel doit être le résultat. Même si l'occasion ne se présentera jamais de voir un résultat de cet examen, tu sais qu'il existe et qu'il doit théoriquement être effectué dans telle situation ; par conséquent on apprend la variation possible des résultats.

Par exemple quand je prends un examen aussi banal que le dosage de la procalcitonine, qui permet de savoir rapidement, quand quelqu'un a une infection, si c'est une infection bactérienne ou pas. Cet examen, on en a entendu parler depuis longtemps mais ce n'est que l'an passé que j'ai vu un résultat de procalcitonine parce qu'une structure privée à Ouagadougou a commencé à réaliser cet examen. Donc on sait que ça se fait mais on ne l'a pas sur place et ce n'est pas évident de dire à nos patients : « *Tu vas faire tel examen, on va envoyer les résultats en Europe* ». Pour savoir si c'est une infection bactérienne, quand on suspecte cela, on préfère commencer une antibiothérapie en attendant de pouvoir isoler le germe. Et même la sérologie pour le cytomégalovirus, qui normalement doit être réalisée pour toutes les femmes enceintes, ça ne se fait pas au Burkina. Mais on sait que ça doit se faire. Donc on propose cet examen aux femmes enceintes qui ont les moyens de le faire, on fait le prélèvement et on envoie l'échantillon en Europe.

On est toujours dans cette tension entre ce qui devrait être fait, et on nous forme à cela, et ce que nous faisons ensuite ; on apprend à être médecin comme si nous allions travailler en dehors de toute contingence matérielle. Et c'est à nous de composer avec ça au quotidien. C'est frustrant mais c'est comme ça. Parce que si ces examens existent, c'est bien qu'ils font en sorte qu'on puisse soigner plus efficacement. Plus rapidement… Alors que nous, nous tâtonnons beaucoup. Mais ça, au cours de notre formation on ne nous l'apprend pas. Quand les enseignants font le cours, ils prennent le soin de dire : « *Au Burkina on a ça, tel ou tel matériel, mais pas celui-là* » par exemple. Et pendant l'évaluation théorique, lorsqu'on nous pose une question sur la façon dont un traitement doit être fait théoriquement, c'est ce théorique que tu dois donner dans ta réponse. Puis quand on commence à faire nos premiers stages, on comprend que ce qui se dit durant les cours en amphithéâtre c'est de la théorie, et il y a une grande différence entre la théorie et la pratique. Ce que tu vas constater durant la pratique, c'est que ça ne va pas comme ça ! Et comme ce sont ces mêmes enseignants qu'on retrouve à l'hôpital pour nous encadrer, ils vont dire : *« Voilà, dans le cours vous avez vu ça mais ici c'est comme ça ».* Il y a ce qu'il faut savoir comme tous les médecins, et puis il y a la réalité. Ça demande des ajustements constants dans notre tête.

Pour le scanner par exemple, il y a tellement de maladies où on a besoin de passer par le scanner et même l'IRM pour savoir que c'est vraiment ça… pour certaines maladies, on nous dit clairement que sans le scanner, impossible de savoir où aller. Par exemple pour quelqu'un qui fait un accident vasculaire cérébral, il faut au moins le scanner pour savoir si on est face à un saignement ou si c'est un caillot qui bouche un vaisseau sanguin. Quand on nous faisait le cours sur cette maladie, on nous avait donné des astuces sur le plan clinique pour nous permettre de faire la différence entre un accident vasculaire cérébral ischémique, quand les vaisseaux sont bouchés, ou quand ça saigne. Mais je me rappelle très bien que quand j'étais en 5ème année de médecine je me suis retrouvée face à un malade qui a présenté vraiment tous les signes qu'on m'avait décrits quand les vaisseaux sont bouchés. Donc moi toute gaillarde, je me suis dit voilà, c'est bouché à l'intérieur, on a demandé le scanner et Dieu merci ils ont pu le faire dans une structure privée ; quand ils ont amené les résultats, ça saignait à l'intérieur. C'était un AVC hémorragique et non ischémique. Là, j'ai attrapé le chef de service pour lui dire que j'étais perdue, dans le cours on a dit que s'il y a ça et ça, il faut penser comme ça, et les résultats montrent le contraire. Il m'explique : « *Non, pour ce qui est de l'AVC ce qu'on vous a dit en cours, ça ne tient pas, on ne peut pas savoir, en dehors du scanner, si vraiment ça saigne à l'intérieur ou si c'est bouché* ». Bon… on ne peut pas trancher. Les médecins ici souffrent beaucoup de cette situation. Nous apprenons des astuces mais ce n'est pas simple.

J'ai vu la différence en 2004, j'étais en 4ème année et je suis allée à Poitiers faire mon stage dans un service de pédiatrie grâce à un partenariat entre l'université de Poitiers, le CHU qui entretenait l'échange et la faculté de médecine de Ouagadougou. Tout est parti d'un médecin qui était très engagé dans les luttes estudiantines lorsqu'il était au campus, il avait même été exclu pendant deux ans de l'université, ensuite il a été réintégré. Il a terminé ses études et aujourd'hui il enseigne à l'université. C'est lui qui a initié ce partenariat entre les deux structures. Chaque année des étudiants de l'université de Ouagadougou se rendaient à Poitiers et ceux de Poitiers venaient à Ouaga. Ça consiste en un stage à l'hôpital. C'est la structure syndicale[38] qui coiffait l'échange ; elle mettait en place un comité et faisait passer l'information. Ceux ou celles qui souhaitaient participer à cet échange venaient travailler au niveau de cette commission parce qu'il y avait des activités à mener, de l'argent qu'il fallait chercher car ce sont les étudiants qui devaient trouver les moyens financiers pour effectuer ces échanges de part et d'autre. La plupart du temps, ce sont ceux de Poitiers qui arrivaient à mobiliser une grande partie de la somme. Donc pour espérer partir, il fallait d'abord travailler dans cette commission, qui était ouverte à tout le monde. Et à la fin, il y avait un vote pour les personnes qui se présentaient et voulaient partir. L'année où je suis allée à Poitiers, nous étions six.

Ça me faisait vraiment envie parce que je voulais savoir comment ça se passait ailleurs, c'était la première fois que je quittais

---

[38] Il s'agit de l'ANEB.

l'Afrique. J'ai trouvé ça formidable. Quand on part à Poitiers, on remplace ceux qui viennent dans le service. On est censé faire exactement comme si c'était eux et à la fin du stage, nous sommes évalués comme si c'était eux. Donc si moi qui ai remplacé X dans son service, mon stage n'est pas validé, c'est X qui va en pâtir et qui va devoir reprendre son stage que moi, je n'ai pas validé. Alors qu'au Burkina on ne demandait pas cette rigueur parce qu'on n'a pas les mêmes objectifs de stage. Par exemple en 4ème année ici en gynécologie, l'un des objectifs était d'avoir fait au moins cinq accouchements. Alors que chez eux, ils pouvaient avoir fini la médecine sans jamais avoir fait d'accouchement. Pas un seul. À tel point que parmi celles qui sont venues, il y en a une qui était en 6ème année de médecine et qui faisait son stage en gynécologie. Le jour où elle a fait son premier accouchement, elle nous a rabâché les oreilles avec ça toute la journée, elle n'en revenait pas qu'elle ait pu faire un accouchement, elle était aux anges. Et on lui a dit : *« Mais chérie, nous les accouchements quand on atteint les cinq on ne compte plus ! »*. Donc ici, on ne pouvait pas leur appliquer les objectifs qu'on nous appliquait. C'était une expérience très enrichissante. Et j'ai pu voir la différence de moyens….

Aujourd'hui je suis toujours impliquée dans des activités syndicales, je suis toujours militante. Je fais partie du plus gros syndicat du Burkina Faso au niveau de la santé, le SYNTSHA[39]. Chez moi le militantisme remonte au lycée. J'avais un professeur de philosophie qui avait créé une association et elle cherchait des fonds pour aider les filles en difficulté, surtout celles qui avaient des enfants et qui risquaient plus que les autres d'abandonner l'école. Elle était la présidente de l'association et moi, son élève, j'étais la vice-présidente. Nous avons beaucoup travaillé ensemble pour aider celles qui étaient particulièrement à risque d'abandonner. C'est sans doute de là que c'est parti. Il faut préciser qu'en plus de mon engagement auprès de cette association, qui n'était pas une association syndicale, mon initiation au syndicalisme a commencé

[39] Il s'agit du Syndicat des Travailleurs de la Santé Humaine et Animale *SYNTSHA*. Le docteur Ouattara en est aujourd'hui membre du comité de direction ; elle y est responsable de la formation professionnelle et des activités socio-culturelles.

avec mon cousin médecin dont j'ai déjà parlé, le docteur Sanon Bakary Gustave, qui était militant du principal syndicat des étudiants qui est l'ANEB, l'Association Nationale des Étudiants Burkinabè, dont j'ai déjà parlé aussi. Quand je suis arrivée ensuite sur le campus, mon engagement a commencé simplement par un échange, une simple causerie avec un militant de l'ANEB. D'ailleurs on est toujours en contact et quand j'ai des sollicitations sur le plan syndical, ou besoin d'aide, en dehors de mon cousin, ce monsieur Dao Abdou fait partie de ceux que je contacte. On est toujours ensemble dans le SYNTHSA.

On était en rang pour aller manger au restaurant universitaire, il y avait toujours une longue file d'attente et on a commencé à parler. Il a évoqué le cas d'un monsieur, David Ouedraogo, qui était le cuisinier du petit frère du président de l'époque. Ce cuisinier avait été torturé et assassiné par son ancien patron. Cette histoire m'a tellement choquée ! Moi qui venais de perdre mon père, je me suis mise à la place des enfants de ce monsieur ; voilà que lui aussi est parti un jour en disant qu'il allait travailler et il n'est jamais revenu ! Alors j'ai cherché à en savoir davantage sur ce monsieur mais aussi sur cet étudiant qui venait de me parler de ce cas. Et c'est là qu'il m'a parlé du syndicat des étudiants dont il était membre, et je me suis rappelé que j'avais déjà entendu parler de ce syndicat par le cousin qui m'avait encouragée à faire médecine. Parce qu'à un moment donné, ce cousin a eu à diriger ce syndicat dans la clandestinité suite à la répression du gouvernement de l'époque. Cette répression s'est soldée par l'exclusion de l'université, du comité exécutif de l'ANEB, et l'arrestation de plusieurs étudiants dont un sera assassiné pendant sa détention. Depuis cette date, son nom figure toujours dans les revendications des étudiants pour que la lumière soit faite sur son assassinat. Et il a fallu une autre lutte des étudiants, en 1997, pour que le gouvernement reconnaisse enfin que cet étudiant avait été tué. Jusque-là, le gouvernement laissait croire à son évasion pendant sa détention. Et jusqu'à présent, on ne sait toujours rien sur les circonstances de son décès.

Donc ce jeune avec lequel je parlais était en 5ème année de médecine et moi en 1ère. On échangeait régulièrement sur les activités du syndicat. C'est comme ça que j'ai commencé à y participer. Et c'est dans la foulée qu'un journaliste, qui avait concentré ses écrits sur ce cuisinier assassiné, a été assassiné à son tour en décembre 1998[40]. Cette histoire a ébranlé le pays et pour nous en particulier, les étudiants, ça a été la goutte d'eau qui a fait déborder le vase. Il y a eu des manifestations spontanées à partir de l'annonce de sa mort. La mobilisation était particulièrement impressionnante. Les étudiants étaient les premiers sur le terrain. Il y a eu des destructions des symboles du parti au pouvoir parce qu'on savait qu'il était responsable de l'assassinat de ce journaliste.

Donc c'est ainsi, petit à petit, que je suis rentrée dans le syndicat. Nous avons formé une cellule féminine, j'en faisais partie donc ça me faisait beaucoup d'activités, je pouvais parfois me retrouver avec trois réunions de la cellule féminine par jour, il pouvait par exemple y avoir une rencontre de la cellule féminine, une rencontre de la section de la faculté de médecine et une rencontre de tous les délégués des syndicats. C'était intense mais très intéressant et formateur. Et je sens que ça correspond à quelque chose de profond chez moi.

En fait, je n'arrive pas à comprendre certaines injustices ou certaines dérives de la part de l'administration. Je prends un exemple tout simple. En deuxième année, un jour le délégué vient nous informer que l'administration nous demande de cotiser de l'argent pour acheter des piles pour les micros utilisés par les enseignants durant les cours. Certains trouvaient que ça ne posait pas de problème parce qu'on était suffisamment nombreux et que ça ne représenterait qu'une somme dérisoire pour chacun ; cet argent devait servir à acheter les piles pour toute l'année. De mon côté j'étais hors de moi. J'ai dit : « *Moi je n'en veux pas à l'administration, mais j'en veux à lui, le délégué qui ose venir nous demander une telle aberration. Enfin ! On paye des frais de scolarité, qu'est-ce qu'ils font avec ça ? Donc même si c'est 5 francs CFA que je dois donner pour acheter des piles pour les micros, je ne le ferai pas* ». On a payé des frais de scolarité, l'administration a l'obligation de tout mettre en œuvre pour que les cours soient dispensés dans de bonnes conditions. Et j'ai dit : « *Ceux qui veulent cotiser, c'est leur problème. Mais moi je ne veux plus entendre*

---

[40] Il s'agit de Norbert Zongo.

parler de ça ». En fait je me rends compte qu'il y a des choses que les autres trouvent normales alors que pour moi elles ne le sont pas. Il y a des gens qui sont responsables du fonctionnement de l'université, alors qu'ils assument !

Cette difficulté à accepter l'injustice traverse ma vie de tous les jours et mon métier. Du coup dans ma vie professionnelle, j'évite les postes à responsabilité parce que ça me met dans des situations difficiles. Par exemple quand j'étais médecin généraliste à Manga, mon patron a été absent pendant 45 jours et j'ai assumé l'intérim. J'ai trouvé ça horrible parce que j'ai tendance à vouloir tout faire comme il faut pour ne pas donner l'occasion à quelqu'un de se plaindre. Et pour pouvoir faire des reproches aux autres s'ils ne font pas correctement leur travail, il faut être exemplaire soi-même ; ça fait une pression énorme. À tel point que j'ai passé les 45 jours d'intérim sans quitter l'aire sanitaire de Manga. Je ne suis pas venue à Ouagadougou, c'est mon mari qui s'est déplacé pour venir me voir. Parce que je me disais que même si je n'étais pas d'astreinte, en tant que responsable il ne faudrait pas qu'il y ait un problème au niveau du district, qu'on ait besoin de moi et que je ne sois pas là. Mais les autres ne voient pas les choses comme ça. Ils arrivent à vivre totalement relax avec ça alors que moi je suis presque à l'extrême dans la droiture et ça me met dans des situations impossibles...

Par exemple certains agents s'absentaient sans autorisation, on ne savait ni où ils étaient, ni pour quelle raison. Certains même faisaient carrément des malversations au niveau de leur poste. Et du coup après les 45 jours, mon patron a son retour a trouvé que j'avais affecté deux agents ailleurs ; des agents qui étaient à leur poste depuis des années et qui faisaient ce qu'ils voulaient, qui se croyaient intouchables. Quand j'ai mis en place leur affectation sur d'autres postes, comme je ne savais pas trop comment ça se passait, je suis allée demander conseil auprès d'un infirmier qui avait de nombreuses années d'expérience au niveau de la fonction publique, et en même temps il était le responsable de notre syndicat. Lui et moi, nous nous entendions bien parce qu'il était très content d'avoir un médecin qui militait vraiment dans le syndicat. Donc il m'a expliqué comment je devais faire pour que les affectations que j'allais mettre en place pour ces gens dans un autre village, mais toujours dans l'aire sanitaire de Manga, ne posent pas de problème. Parce qu'à cette période Manga avait une trentaine de CSPS dans plusieurs villages donc je les ai changés de village. Or l'un des deux se sentait tellement bien dans le village où il exerçait, il y faisait tellement de malversations qu'il ne voulait pas du tout partir. Quand il a été informé de son affectation, il est allé voir la section régionale du grand regroupement des syndicats[41]. Il est allé se plaindre à ce niveau en disant que je l'affectais de façon arbitraire. Le responsable de cette section a contacté le responsable du syndicat de la santé pour chercher à savoir ce qui se passait, et comme c'est ce dernier qui m'avait aidée pour l'affectation, il leur a dit de se calmer, que c'était une affectation vraiment nécessaire pour le bien de la population. Donc cet infirmier, qui pensait qu'on allait me poser des problèmes au niveau du syndicat, a été étonné de constater que tous les syndicats étaient de mon côté parce que j'avais présenté les arguments qui m'avaient amenée à prendre cette décision. Parce que normalement pour affecter un agent sur un autre poste, il faut une commission d'affectation qui siège et qui décide de qui on envoie à tel endroit. Donc affecter quelqu'un n'est pas forcément une sanction. Mais dans mon cas, c'en était une. Je n'ai pas fait appel à une quelconque commission et je l'ai fait parce que, assurant l'intérim du responsable de la structure, j'avais la possibilité de le faire.

Donc je les ai affectés dans des endroits dans lesquels ils allaient trouver, dans leur nouveau poste, une équipe médicale telle qu'ils ne pourraient pas poursuivre les malversations. Par exemple un de ces agents se déplaçait au domicile des personnes pour placer des intraveineuses, moyennant de l'argent. Il pouvait regarder quelqu'un et lui dire : « *Tu es faible, il faut que je vienne te remonter un peu à la maison* ». Il y allait, il plaçait une perfusion avec une poche dont on ne sait pas ce qu'elle contient, et il prenait l'argent pour cet acte. Il s'était constitué tout un stock de médicaments parallèles qu'il vendait aux gens en dehors des médicaments de la structure. Donc il était devenu un commerçant ! La vente de médicaments parallèles, c'est fréquent en Afrique et parmi l'une des

[41] La Confédération Générale des Travailleurs du Burkina (CGTB).

sanctions que j'ai prises, c'était de demander des lettres d'explication à deux autres agents pris en flagrant délit de vente de médicaments, souvent détournés des structures.

Quand le médecin chef du district, mon patron, est revenu, il a appris cela et lorsque deux autres agents ont posé problème, il a voulu faire pareil. Sauf que les gens sont allés en grève pour les défendre et il ne comprenait plus rien ! Le directeur régional de la santé du Centre-sud me disait : « *Mais quoi ! Toi comment tu as pu balancer les gens sans souci, et moi ça fait des problèmes ! Pourtant femme, et jeune !* » Mais en fait je fais tout pour ne pas donner l'occasion à quelqu'un de se plaindre de moi. Quand j'étais là-bas, en dehors du week-end, lorsque je devais quitter la localité un jour ouvrable, soit j'avais un ordre de mission, soit une autorisation d'absence. Je me rappelle une situation où je suis allée demander une autorisation d'absence de vingt-quatre heures parce que la visite technique de mon véhicule était arrivée à expiration et je devais me déplacer jusqu'à Ouagadougou pour faire ce nouveau contrôle. La personne censée me donner ce papier me dit : « *Mais docteur vous exagérez ! Vingt-quatre heures et vous avez besoin d'une autorisation ! Allez faire votre course et ensuite revenez* ». Je lui ai dit : « *Une autorisation d'absence de vingt-quatre heures ça existe oui ou non ?* ». Elle répond : « *Oui ça existe* ». « *Alors donne-moi cette autorisation. Je la veux. Parce que quand quelqu'un va s'absenter sans autorisation ou sans ordre de mission, je veux pouvoir parler. Or si moi je fais pareil, je ne peux plus parler* ».

Être militante c'est avoir des convictions. Et quand il y a un mot d'ordre de grève dans la santé, je suis à fond dedans. À fond. Parce que pour certaines choses, je me dis qu'il n'y a que nous, les soignants, pour faire bouger les choses en allant en grève. Parce que les patients ne savent pas forcément ce à quoi ils ont droit. Ils ne savent pas forcément non plus toutes les stratégies contournées qu'on utilise pour pouvoir les prendre en charge alors que ça devrait être simplement leur droit d'être soigné. Par exemple un malade qui vient et qui a besoin d'une prise en charge dont on connait le protocole, mais parce qu'il n'y a pas le matériel ou les médicaments, on doit surseoir à ça et proposer autre chose, qui ne sera pas forcément aussi efficace. Eux ne le savent pas toujours mais nous oui. Alors je me sens dans l'obligation d'agir. Et chaque fois que j'en ai l'occasion, je l'explique aux malades. Je leur dis aussi que quand on part en grève, il faut arrêter de penser que c'est pour notre confort à nous ! Parce qu'il faut savoir que chaque fois qu'on part en grève, le gouvernement essaie de monter la population contre nous, disant que c'est inhumain de la part d'un agent de santé d'aller en grève et de laisser les malades mourir. Et beaucoup de gens y croient !

Donc lorsque j'en ai l'occasion, si je suis face à un malade et dans une situation de manque de matériel, je le dis. J'explique : « *Normalement j'aurais dû faire ça et ça mais ce n'est pas possible. Toi tu ne le sais pas. Nous on le sait, on sait que le gouvernement est responsable de ça. Et tant qu'on ne va pas en grève, la situation ne changera pas. Mais pourtant quand on va en grève, vous vous plaignez, alors qu'on le fait pour vous !* ». C'est sûr que de leur côté, quand ils voient des agents de santé, des médecins qui détournent des médicaments, qui se font payer pour certains soins comme ceux que j'ai mutés, ça doit être compliqué de faire la part des choses. Ces malversations nous desservent tous. Du coup je comprends qu'ils peuvent avoir du mal à nous considérer comme des personnes qui luttent pour eux. Il y a tellement d'attitudes qui cohabitent, éloignées les unes des autres que c'est compliqué ! Je comprends qu'il y ait des malades complètement perdus à tel point que quand tu fais quelque chose pour eux, leur premier réflexe est de chercher à te donner de l'argent !

La sœur ainée de notre famille a beaucoup de relations avec des gens qui sont en France, en Suisse et qui lui envoient souvent des médicaments. Donc elle me les donne. Quand j'exerçais à Manga, on avait un seul bureau pour les médecins et on déposait les médicaments dans notre bureau. On savait que seuls les médecins y entraient. Les infirmiers n'y avaient pas accès. C'était la seule façon de garantir aux malades l'accès gratuit à ces médicaments. Parce qu'il est vrai qu'il y a des médecins qui font ces malversations. Pour le moment, parmi tous les médecins avec lesquels j'ai travaillé à Manga, à Koudougou, à Ouagadougou, je ne suis pas tombée sur un seul qui fait des malversations. Je suis toujours tombée sur des gens plutôt prêts à cotiser pour aider tel ou tel malade. Donc ces médicaments, nous les posions dans notre salle, nous faisions rentrer le malade dans le bureau, nous fermions la porte et nous lui donnions le médicament en lui précisant bien : « *C'est un don* ». Parce qu'on s'est rendu compte que parfois lorsque certains infirmiers nous voyaient en train de donner un médicament, ils pouvaient ensuite aller dire à ce malade que le médicament que le docteur a donné, il faut le payer à tel montant. Ça va jusqu'à ce point ! Donc nous étions obligés de les garder dans notre salle, c'était entre nous et les malades. Personne d'autre ne savait.

Mais ça a des conséquences. Comment est-ce qu'on arrive à bien cohabiter alors qu'il y a tant de doutes sur l'intégrité des uns, des autres ? Moi je répète toujours que je suis prête à lutter pour améliorer mon revenu, pour que le gouvernement puisse augmenter les salaires mais celui qui prend une voie détournée, ça ne peut jamais te sortir de ta misère, ça ne peut pas régler ton problème au point que tu puisses changer de façon remarquable ton niveau de vie, ta condition. Or quelqu'un qui prend le risque de faire ça, si on le surprend, il n'y aura pas de pitié. Il est vrai que je suis militante. Mais j'ai fait savoir que le jour où le syndicat défendra quelqu'un pris en flagrant délit de malversation, je quitte le syndicat. Jusqu'à présent, toutes les situations où les gens ont été pris en flagrant délit, le syndicat a été clair : on ne défend pas quelqu'un qui a fait des malversations. Un syndicaliste doit être vertueux. Il doit être exemplaire. Donc ces gens savent que si moi je les prends en train de faire des malversations, je vais amener le problème là où il sera traité.

J'ai eu ce problème à l'hôpital Yalgado pendant ma spécialisation, avec deux infirmières. À tel point qu'il y a tout un lot d'infirmiers en pédiatrie dans cet hôpital qui m'en voulaient, certains refusaient de m'adresser la parole… bon, ça me fait des paroles en moins ! Parce qu'au niveau de la pédiatrie, comme il y a la gratuité des soins, chaque malade a une fiche qui comporte l'identité de la personne et on fait toutes les prescriptions sur cette fiche. Un jour je constate qu'une infirmière a pris une des fiches, et normalement à la pédiatrie de cet hôpital, le responsable a été formel : seul les médecins ou les étudiants de 7ème année ont le droit de faire des prescriptions sur cette fiche. Or je constate qu'une infirmière a pris la fiche d'un enfant, a fait des prescriptions, elle a mis un nom d'étudiant de 7ème année, un nom imaginaire, elle a signé et pris les médicaments. Je vois cette prescription qui n'avait rien à voir avec le problème de santé qui avait amené l'enfant à l'hôpital. Je demande ce qu'il en est à l'infirmière qui, prise en flagrant délit, m'explique qu'en fait c'était pour son enfant ; il était malade à la maison et elle avait utilisé cette fiche pour avoir accès à des médicaments. Je suis repartie à la pharmacie pour demander si on pouvait annuler cette prescription. La pharmacienne a cherché à comprendre le motif, je lui ai simplement dit que c'était une erreur et elle a annulé. Je lui ai remis les médicaments et j'ai récupéré la fiche. J'ai exposé la situation au chef de service qui a appelé l'infirmière pour qu'elle s'explique et elle a tenu le même discours : c'est mon enfant qui est malade, etc. Je lui ai dit : *« Mais enfin, si ton enfant est malade, tu l'amènes à l'hôpital, on l'examine, on l'enregistre et on fait la prescription en son nom. Sinon là, pour un enfant qui est rentré pour un paludisme, toi tu fais une prescription d'antibiotique injectable ! Et pire, le jour où on signale sur la fiche qu'on libère cet enfant ! Ça veut dire quoi ? Que cet enfant a été reçu, qu'on lui a administré une dose d'antibiotique et on le libère ? C'est grave. En plus tu mets un nom imaginaire ! »*.

Le chef de service était vraiment énervé, il lui a demandé une lettre d'explication et c'est là qu'elle a expliqué qu'en fait elles étaient deux, l'une a indiqué les médicaments, la seconde a mis le nom imaginaire et a signé. Le chef de service a convoqué les deux, il leur a demandé de produire une lettre d'explication en disant qu'il ne faudrait pas que ça se répète. Donc ces infirmières m'en voulaient, comme tous ceux et celles amis avec ces infirmières. Mais c'est leur problème. Parce que ce jour-là je leur ai dit : *« Attention, vous avez eu de la chance ! Si c'était mon nom que vous aviez utilisé pour faire cette fausse prescription, c'est à la gendarmerie que je partais directement. Parce que faux et usage de faux, alors là c'est grave »*.

Parmi mes collègues, certains disent qu'ils sont sûrs que des infirmiers ont fait de fausses prescriptions, mais ils ne se sont pas plaints. Pas moi ! Ces deux infirmières n'avaient pas la possibilité de me nuire parce qu'elles n'étaient pas mes supérieures, elles n'étaient pas dans l'équipe qui devait m'évaluer. Mais en fait certains de mes collègues disent ne pas aimer les problèmes. Ils disent aussi que la situation est déjà tellement difficile ! Certains m'ont dit que je perdais mon temps avec ces infirmières, que je ne pourrais pas faire changer cette pratique, que c'était installé depuis longtemps. J'ai répondu : « *Mais il faut déjà commencer petit à petit à les effrayer. Parce que si on voit cela et on se tait, alors on devient complice* ». C'est quand même important que le gouvernement arrive à assurer cette gratuité, ça soulage beaucoup les familles. Donc il faut que ça marche bien et on a une responsabilité dans cette affaire.

Ce qui est aussi en question avec ces attitudes, c'est la confiance. Comment construire de la confiance avec les autres agents de santé ? Moi, quand j'arrive dans une structure, je décide de faire confiance à l'équipe en face de moi jusqu'à ce qu'on me prouve le contraire. Si je vois que quelqu'un ne mérite pas ma confiance, je mets la personne de côté et tout ce que je fais avec elle, je le fais de telle sorte que cette personne ne puisse pas m'utiliser pour ses malversations. Par exemple, si je dois délivrer gratuitement un médicament qui provient d'un don, ce dont je parlais précédemment, j'aurai tendance à le faire en l'absence de l'agent de santé pour ne pas lui donner l'occasion de repartir prendre de l'argent auprès du malade. Lui ne me le dira pas parce qu'il va croire que je suis de mèche avec l'autre. Alors que moi j'ai donné le médicament ! Et surtout s'il nous a vus travailler ensemble, il va se dire voilà, c'est la même équipe. Ou quand je dois faire une prescription, je prescris juste ce dont le malade a besoin tout de suite. Si après ça, une autre personne fait une autre prescription, c'est à elle de répondre de ça. Mais cette situation vient créer une nécessité d'attention là où on ne devrait pas avoir à en mettre. On ne devrait pas douter de nos collaborateurs.

Donc nous menons des luttes collectives, nous avons des revendications pour améliorer nos conditions de travail et la qualité des soins. Nous avons aussi des revendications pour améliorer nos conditions de vie. Et le gouvernement utilise ça pour nous présenter à la population comme des assassins. Nous sommes cruels, nous nous permettons d'aller revendiquer, de laisser les centres de santé vides, les gens mourir ! Ils présentent les choses comme ça et du coup il y a bien des gens dans la population qui sont contre nos revendications, c'est incroyable ! Quand nous avons un mot d'ordre de grève, on paralyse le système de santé. On le paralyse complètement. Vraiment nous luttons ! Par exemple la dernière grande manifestation nous a amenés à faire une semaine de grève ! C'était en mai 2019. Il y a eu des revendications sur la gestion des carrières des agents de santé parce que c'est un vrai bazar, beaucoup de gens ont leur carrière bloquée depuis des années et il y a des gens, justement pour avoir fait grève, à qui on a coupé des salaires, donc on a demandé à ce que les choses soient rétablies. Il y a eu aussi des revendications sur les conditions de travail. Chaque section syndicale fait le point sur les conditions qu'il faut réunir pour travailler correctement, une synthèse est faite et une plateforme revendicative est engagée, et on a revendiqué sur la base de ces points. Parfois ce sont des bâtiments qui ne sont pas du tout adaptés, parfois c'est le matériel qui manque. On a eu quelques acquis, ce qui a permis de lever le mot d'ordre de grève tout en poursuivant les discussions, mais dans les semaines à venir nous allons devoir repartir encore en grève.

Il faut savoir par exemple que quand j'étais à l'hôpital Yalgado, il y a eu un moment où c'est mon tensiomètre personnel, acheté avec mon argent, qui était utilisé au niveau des urgences pédiatriques. Mais lorsque je n'étais pas aux urgences pédiatriques l'équipe n'avait pas de tensiomètre, parce que j'ai dit qu'il n'était pas question de laisser le mien dans le service. Je l'ai acheté, je l'emmène là où je suis. Donc dans tout un service des urgences où des enfants ont de l'hypertension artérielle, tu ne peux pas contrôler leur tension ! Or le traitement à donner est corrélé à la valeur de la tension que tu dois pouvoir mesurer ! C'est à peine croyable ! Si on ne le dit pas, les gens ne peuvent pas le croire ! Donc durant cette grève du mois de mai, comme les problèmes d'équipements varient d'une structure à une autre, chaque structure avait une revendication articulée à ses besoins précis en matériel. Et quand on doit partir en grève, la grève est générale pour tout le pays. Alors c'est vrai, on sait qu'on met en péril des vies quand on fait grève. Tu me demandais si c'était acceptable ? La difficulté est là. Pendant longtemps, les gens ont voulu respecter leur éthique, disant que même avec la grève, il faut proposer un service minimum… mais quand le minimum est fait, le gouvernement s'en contente. C'est tout juste si on ne vous dit pas : « *Grévez tant que vous voulez puisque tout continue à fonctionner !* » Donc on s'est dit que si on bloquait les choses, ils allaient réagir. Mais chaque fois qu'on lance un mot d'ordre de grève, ce sont des arguments comme ça que le gouvernement brandit, disant que ce n'est pas éthique, ce n'est pas concevable d'aller en grève en sachant que des gens vont mourir parce qu'il n'y aura pas de service minimum… Alors qu'en ne partant pas en grève, de toute façon chaque jour on regarde, impuissants, des gens mourir ! À un moment donné on se demande ce qui est mieux, entre regarder des gens mourir sans rien faire ou faire grève dans l'espoir que ça puisse changer les choses pour les générations à venir. Si malheureusement il y a des décès dans le cadre d'une grève mais qu'on a gain de cause, ça sera supportable. Ou alors on continue à faire le minimum avec le bricolage qu'on fait, ceux qui arrivent à s'en sortir tant mieux, ceux qui meurent, tant pis ! Mais c'est rude… L'État nous met dans des situations où les méchants de toute façon, ce sera nous. Alors que la responsabilité principale, elle est du côté des politiques ! Dans l'histoire, ce sont les patients et nous qui sommes les plus impactés. Il n'y a pas une bonne solution…

Mais je crois que les réseaux sociaux permettent de faire un peu bouger les choses. Parce qu'on a remarqué que lorsqu'il y a une situation qui ne va pas du tout, si on a le courage de dénoncer cela sur les réseaux sociaux, très vite les responsables s'empressent de régler le problème. Ils tiennent à leur image ! Il y a eu une vidéo qui a circulé il y a quelques temps, c'était dans un bloc opératoire, le malade qui devait être opéré était couché et on voit que la lampe qui est censée éclairer le champ opératoire marche mal. Un agent de santé tapote sur la lampe et un autre lui dit : « *Tape bien, ça va s'allumer* ». Ils ont filmé cette scène, effectivement ils ont tapé, tapé jusqu'à ce que la lampe s'allume. Cette vidéo a été publiée sur les réseaux sociaux. Il parait que cette lampe dysfonctionne depuis longtemps, cela a été signalé à l'administration de l'hôpital Yalgado mais c'est resté en l'état. Par contre lorsque la vidéo a circulé sur Facebook, il parait que le même jour la lampe a été réparée parce que ça avait vraiment choqué les gens. Donc les réseaux sociaux permettent à la population de voir certains de nos problèmes pour lesquels on veut aller en grève.

En fait nous les agents de santé, nous sommes incompris par la population. Parce que si la population était au courant de certaines de nos conditions de travail, elle-même se mettrait devant nous pour revendiquer de meilleures conditions pour nous et du coup aussi pour les malades de façon générale, parce qu'ils auront plus de chance d'être bien pris en charge. Ceux qui ont la chance de ne pas tomber malade et de ne pas se trouver dans ce genre de situation ne peuvent pas comprendre. Et lorsque nous partons en grève pour réclamer du mieux, la population emboite le pas des politiques, disant que les agents de santé préfèrent laisser les gens mourir au lieu de continuer à travailler tout en négociant pour que leurs conditions de travail changent. Alors qu'on ne fait que ça depuis des années sans résultat ! Donc on est obligé de revoir certaines stratégies de lutte. Il y a eu par exemple des grèves où on travaillait mais sans faire payer les malades. Dans ce cas, c'est la structure de santé qui en prend un coup parce qu'il n'y a plus de rentrée d'argent. Là aussi, certains ont tout mis en œuvre pour que ça échoue. Ils sont venus se poster devant les différents services pour exiger des reçus de paiement aux malades avant même qu'ils puissent accéder aux soins. Alors comment faire bouger vraiment les conditions de soin ? Ça reste une question compliquée…

CHAPITRE 3. « SI J'ÉTAIS UN HOMME JE SERAIS DEVENUE CARDIOLOGUE »

J'ai eu mon premier poste à Manga, une petite localité qui se situe à cent kilomètres de Ouagadougou[42]. J'y ai occupé la fonction de médecin généraliste pendant trois ans dans un centre médical avec antenne chirurgicale (CMA). Au Burkina Faso, on est d'abord médecin généraliste avant de faire une spécialisation. Il faut avoir passé au moins trois ans dans la fonction publique. J'ai suivi ce processus.

Ici la plupart des médecins préfèrent être dans la fonction publique ; c'est toujours très apprécié par rapport au privé parce que dans le privé, on peut avoir un revenu bien supérieur à celui de la fonction publique mais on ne peut jamais savoir quand ça va s'arrêter, si la structure qui t'emploie va durer ou pas. Donc on préfère la sécurité de l'emploi. Au moment où j'ai fini mes études, tous les médecins qui voulaient rentrer dans la fonction publique pouvaient le faire. Nous étions onze à finir en même temps et en attente d'affectation. Pour avoir un poste, ça se passe par un tirage au sort à la Direction régionale de la santé, à Ouagadougou. Tous les médecins qui ont terminé leur formation et qui veulent se présenter à un poste dans la fonction publique doivent se rendre tel jour à telle heure à tel endroit pour le tirage au sort des régions sanitaires où ils seront affectés. Les régions et les postes qui ont besoin de médecins sont inscrits sur des bouts de papiers et chacun tire au sort. Puis le responsable des ressources humaines publie une note pour dire que tel et tel médecins sont affectés dans telle région. Par exemple moi, Ouattara Roselyne, j'ai tiré au sort la région Centre-sud, donc je suis affectée dans cette région, inscrite sur deux

[42] La commune de Manga compte 19860 habitants au recensement de 2016. Elle est le chef-lieu du département de Manga situé dans la province du Zoundwéogo, l'une des 45 provinces du Burkina Faso, au sud-est de Ouagadougou.

papiers parce que la région avait besoin de deux médecins. On envoie cette note au directeur de la santé de la région Centre-sud, qui apprend qu'il va recevoir deux médecins. Et de son côté, il essaie de voir quelles sont les structures sanitaires de sa région qui ont le plus besoin de médecins pour y envoyer les nouvelles recrues.

J'ai tiré au sort la région du Centre-sud dont le chef-lieu est Manga. J'ai eu de la chance, c'était la région la plus proche de Ouagadougou, j'étais très contente. Ensuite tu ne sais pas où tu vas être affectée. Dans cette région, il y avait quatre centres médicaux avec antenne chirurgicale, et deux où il y avait besoin d'un médecin et où j'avais la possibilité de travailler. Nous étions deux médecins à partir dans la même région. Donc on nous a laissé l'opportunité d'échanger pour savoir qui irait où : il y avait un poste dans le district de Manga et un autre dans le district de Pô. On s'est retiré, on s'est entendu. Moi j'ai choisi le poste à Manga qui était plus proche de Ouagadougou et le second médecin était davantage intéressé par le poste qui était très proche du Ghana. En fonction des effectifs de médecins qui arrivent dans une région, il peut y avoir un second tirage au sort s'il y a plusieurs médecins pour le même poste. La chance que j'ai eue est qu'il n'y avait que deux médecins pour la région, et deux postes. Donc nous nous sommes vite entendus.

Quand j'y suis partie, j'avais déjà un enfant, j'étais déjà avec mon mari mais nous n'étions pas officiellement mariés. Nous nous sommes mariés en 2013 mais nous avons commencé à vivre ensemble au moment où je suis tombée enceinte de mon enfant en 2008. C'est très fréquent ici, en fonction du type de mariage que vous voulez faire. Si vous voulez faire ça juste entre vous dans l'intimité, ou si vous voulez faire une grande fête, c'est différent. Dans ce cas il faut réunir certaines conditions avant de le faire. Pour nous, les sœurs de mon mari avaient été catégoriques : notre mariage ne pouvait pas se faire dans l'intimité, ça ne pouvait pas être un petit mariage parce que mon mari est l'aîné des garçons de leur famille donc on ne peut pas faire comme on veut, on n'a pas ce droit. On a dit qu'on était d'accord, et en plus comme j'étais encore étudiante, on a patienté. En plus, quand on a commencé à vivre ensemble, lui n'avait pas encore un emploi fixe. Il a fait interprétariat anglais-français, il travaillait avec un cabinet, il faisait des interprétations lors de conférences, il traduisait des documents, jusqu'à ce qu'un projet piloté par des Américains, le *Millenium Challenge Account*, arrive au Burkina. Ils avaient besoin d'interprètes, il a déposé son dossier sans grand espoir mais les recrutements ont été faits sur la base de la pratique ; on leur a donné un texte à traduire dans un temps donné, on a regardé le travail de chacun et il a été retenu. C'était vraiment un très bon poste parce qu'il avait un salaire bien supérieur à ce qu'on a dans la fonction publique. Il est resté là-bas durant cinq ans. Pendant cette période, on s'était fixé certains objectifs : d'abord notre priorité était d'avoir notre maison donc on a acheté un terrain dans le centre de Ouagadougou, on y a fait construire notre maison puis on a déménagé, puis nous avons acheté notre toute première voiture et le mariage est venu après.

Aujourd'hui, c'est un peu différent parce qu'il y a eu un accroissement des médecins formés et il y a plus de médecins que de postes disponibles dans la fonction publique. Donc quand on finit la médecine, il y a un concours pour être pris. Pourtant, on a encore énormément besoin de médecins sur le terrain, mais le gouvernement estime qu'il a du mal à soutenir la masse salariale, donc on ne prend plus tous les médecins. Il y a un secteur privé qui s'est beaucoup développé dans le pays, il y a beaucoup de cliniques mais certaines ont fermé, même si c'est rare. On peut y exercer en tant que médecin, mais les médecins généralistes sont tellement nombreux maintenant que les cliniques ne les payent pas toujours bien. Et il y a un long délai d'attente entre la fin de la formation et le début de l'engagement dans la fonction publique. Par exemple moi, j'ai soutenu ma thèse en novembre 2011 mais il m'a fallu attendre novembre 2012 pour rejoindre mon poste : une année, carrément. Ce délai est encore pire aujourd'hui. Du coup, plusieurs promotions de médecins ont fini leur formation et attendent de rejoindre leur poste, parfois pendant plus d'une année ! Donc tous ces gens qui n'ont pas de poste travaillent dans les cliniques en attendant. Du coup la concurrence devient énorme. Certaines cliniques payaient la garde à 5000 francs CFA. Maintenant, elles payent la garde à 3000 francs à cause de la concurrence[43].

---

[43] 3000 francs CFA correspond à 4,57 euros, 5000 francs CFA à 7,62 euros.

Le recrutement dans la fonction publique fait partie de nos revendications au syndicat parce qu'il faut du personnel en nombre suffisant. Pour le moment, avec la pression syndicale qu'on fait, le gouvernement essaie de prendre le maximum de personnes. Cela fait juste une année qu'ils ont commencé ce concours. Mais nous sommes vigilants au niveau du syndicat parce que nous pensons que petit à petit, l'État va se reposer sur le secteur privé, d'autant plus qu'il y a de très bonnes universités privées qui forment aussi des médecins. Elles sont souvent ouvertes et financées par des religieux. Les congrégations catholiques font énormément de choses. Par exemple elles ont un grand centre médical réputé à Ouagadougou, l'hôpital Saint-Camille[44]. Quand on doit faire une IRM, il faut aller à Saint-Camille. Il y a une autre clinique qui a aussi un appareil à IRM mais c'est beaucoup plus cher. Le plateau technique de Saint-Camille est si élevé qu'ils reçoivent énormément de malades.

Donc comme le nombre de médecins formés augmente, on se dit qu'ils vont finir par en laisser de côté. Du coup, on préfère être vigilant. D'autant que par exemple au Niger, il parait que ça fait plusieurs années que le gouvernent n'a pas recruté de médecin dans la fonction publique. La norme est de travailler dans une structure privée et exceptionnellement dans la fonction publique. Donc on s'est dit qu'il fallait maintenir la pression au niveau du syndicat pour que le pays n'en arrive pas à cette situation.

Nous étions quatre médecins dans le centre médical à Manga, cinq lorsque je suis partie. Ma pratique m'amenait à faire un peu tout : j'assurais les consultations les lundis et les jeudis. J'avais deux jours de consultation parce que nous n'avions qu'un seul bureau qu'il fallait partager entre médecins. Ce qui fait que même si des médecins étaient libres et pouvaient consulter, on ne pouvait pas être deux médecins à consulter dans le même bureau ! Donc on se partageait les jours. C'est particulier non ! On vit dans un pays qui manque de médecins et vous ne pouvez pas exercer par manque de

[44] Cette congrégation religieuse missionnaire est installée à Ouagadougou depuis 1967. Elle œuvre dans de nombreux pays en particulier dans le domaine sanitaire. Au Burkina Faso, la congrégation dirige le Centre Médical Saint-Camille de Ouagadougou et celui de Nanoro, tous deux équipés selon des critères « modernes », et le dispensaire de Kossiam en zone rurale.

bureau ! Donc quand ce n'était pas son jour, le médecin qui ne consultait pas faisait la visite des malades hospitalisés. Et lorsqu'il terminait la visite, il ne pouvait que rentrer chez lui, faute de bureau !

Lors de ma dernière année là-bas, j'ai tellement insisté qu'on m'a attribué un petit coin dans un local aménagé en tôle, c'était un container et lorsqu'il y avait beaucoup de malades à la consultation, j'en prenais certains dans ce bureau. Les autres médecins n'aimaient pas l'utiliser parce qu'il y faisait très chaud, il n'y avait pas de climatisation, on ne pouvait pas ouvrir la porte pour assurer la discrétion de la consultation mais la porte fermée, c'était un four ! Du coup, les malades attendaient leur consultation parfois plusieurs heures pendant qu'il y avait des médecins qui n'avaient rien à faire mais qui ne pouvaient pas aider celui qui était en train de consulter ! Les infirmiers avaient une salle de garde qui leur servait de bureau. Il y avait juste le bureau du médecin et des bureaux spécifiques, par exemple pour celui qui s'occupait des maladies mentales ; l'infirmier qui s'occupait des problèmes d'yeux avait aussi son bureau. Mais il n'y avait qu'un seul bureau pour les médecins. L'État paye des médecins pour une efficacité réduite à cause de questions matérielles ! Et même au CHU Yalgado Ouedraogo, le plus grand centre hospitalier du Burkina Faso, certains bureaux sont occupés par trois médecins, et pas des moindres, des spécialistes !

Donc même si nous voulions faire des consultations, seule une personne pouvait le faire. Alors je rentrais chez moi après la visite. En fonction du nombre de malades, je pouvais finir la visite à 11 heures, parfois 12 heures. Mais comme j'étais aussi responsable de la planification et du suivi-évaluation à l'échelle du district sanitaire, j'avais fréquemment des supervisions à planifier, des rapports à rédiger. En fait, le pays est divisé en districts sanitaires, chacun a un centre médical avec antenne chirurgicale et regroupe plusieurs CSPS. J'étais chargée de la planification et du suivi-évaluation des activités au niveau du district. Ça occupait beaucoup de mon temps parce que certains CSPS étaient tellement difficiles d'accès qu'on ne pouvait pas y aller en véhicule, on devait y aller en moto. Par exemple il y a une supervision qui consiste à évaluer le fonctionnement général du CSPS : est-ce qu'il répond aux normes en termes d'équipement, de personnel, est-ce qu'il dispose du matériel minimum, des médicaments qu'il faut pouvoir y trouver ?

Puis il y a des supervisions spécifiques, par exemple pour la prise en charge du paludisme : là nous devons nous assurer que les agents de santé sur le terrain savent diagnostiquer correctement puis traiter correctement un paludisme. Donc nous posons des questions sur leurs pratiques. Il faut aussi prendre le temps de les observer dans leur travail pour pouvoir corriger, sur place, ce qui n'est pas correct. On le fait deux fois dans l'année pour chaque CSPS. Il y a aussi une supervision pour la malnutrition parce que chez nous c'est un fléau, et pour d'autres situations sans oublier les campagnes de vaccination. Quand il y en a, il faut parcourir l'ensemble des formations sanitaires pour les superviser, il faut s'assurer que les vaccins sont bien conservés, que les différents supports pour suivre le processus de vaccination sont bien remplis, les vaccins bien administrés ; il faut voir s'il y a eu des effets secondaires signalés, des cas de réticence à la vaccination signalés, etc. C'était aussi une partie de mes activités de médecin généraliste. Mais ça ne concerne pas tous les médecins, c'est sur nomination de ce qu'on appelle *l'équipe cadre du district*. Quand j'étais là-bas, c'était par ordre d'ancienneté dans le district. Quand il y a une place disponible dans l'équipe cadre, en fonction du poste, de ses spécificités, si ça peut être occupé par un médecin, on te prend.

J'ai beaucoup apprécié cet aspect de ma fonction parce que ça me permettait de rectifier certaines erreurs que faisaient les infirmiers et que je constatais sur le terrain. Pour la supervision par exemple, la tendance était d'utiliser la même grille chaque année pour chaque supervision, les mêmes aspects étaient vérifiés pour les mêmes pathologies, je trouvais que ça n'allait pas. Donc quand j'en ai eu la possibilité, j'ai changé la grille de supervision du paludisme pour intégrer les éléments qui m'intéressaient et sur lesquels je voulais plus d'informations parce que je trouvais que les agents de santé des CSPS faisaient beaucoup d'erreurs. Par exemple, quand ils diagnostiquaient un cas de paludisme qui nécessitait une transfusion, leur urgence était d'envoyer le malade au centre médical pour qu'on le transfuse. Ils ne cherchaient pas à mettre la première dose de l'antipaludéen. Ils se disaient que le plus urgent était de donner du sang à cette personne. Or j'ai pu leur faire comprendre que c'était une erreur parce que le plasmodium, qui est le germe du paludisme, se nourrit de l'hémoglobine. Alors l'urgence est de mettre d'abord la première dose de médicament pour affaiblir le plasmodium, avant de mettre du sang. Je leur ai expliqué que s'ils rajoutaient du sang, ils engraissaient le plasmodium en lui apportant de la nourriture, et en plus le malade ne pourra pas bénéficier de ce sang comme il le faudrait parce que le plasmodium va grignoter une partie de ce sang.

Donc être dans l'équipe de supervision est un rôle important parce que les infirmiers sont les premiers personnels de santé que la population rencontre dans les CSPS, c'est essentiel qu'ils prennent en charge les malades du mieux possible. J'ai trouvé vraiment bien de pouvoir faire ça, parce que ce n'est pas évident de regrouper tous les infirmiers des différents CSPS pour une formation. Et ces supervisions me sont apparues comme un bon moyen pour agir. Donc j'ai modifié la grille pour que l'information puisse atteindre tous les agents de santé et j'ai vu des effets dans la pratique. Et ça fait des malades qui vont toujours venir parce qu'ils ont besoin de sang, mais ils ont déjà reçu la première dose d'antipaludique.

Cette supervision prenait énormément de temps, ça pouvait s'étaler sur plusieurs jours. Donc je partais d'abord faire la visite des malades hospitalisés, je disais : « *Je ne pars pas en supervision le jour de ma consultation. Je ne veux pas laisser ma consultation pour aller en supervision* ». Du coup c'était très fatigant parce qu'après la visite, finir à 11 heures, faire la route pour arriver dans une formation sanitaire complètement épuisée, tu finis la supervision, le temps de revenir, ce sont des journées harassantes. J'ai fait cela une année avant que je vienne à Ouagadougou pour la spécialisation.

Quand on est médecin généraliste dans une ville secondaire et dans une structure de santé comme un centre médical, les cas les plus fréquents de consultation et d'hospitalisation sont liés au paludisme. Mais les médecins ne prennent pas en charge ces cas. Ce sont les infirmiers qui le font au niveau des urgences. Au niveau de la consultation, on voit toutes sortes de pathologies et de maladies chroniques, comme les cas d'hypertension artérielle. Je m'occupais d'ailleurs aussi des diabétiques et il faut dire qu'il y en a de plus en plus ; mais aussi les personnes vivant avec le VIH, les cas d'ulcère, de problèmes cardiaques, dermatologiques, etc. Et quand tu te trouves limitée, tu envoies les malades à Ouagadougou pour qu'ils consultent un spécialiste.

Être limité pour nous, ça veut dire évaluer notre limite, précisément. Par exemple pour les diagnostics à Manga, nous étions très limités au niveau des examens. Donc parfois pour pouvoir poser le diagnostic, il fallait envoyer les malades à Ouagadougou pour y effectuer des examens ou consulter un spécialiste. Mais souvent, les malades essaient de ne pas y aller parce que c'est trop coûteux pour eux. Donc ils vont te dire : « *Non, je n'y vais pas. Je n'ai pas l'argent pour y aller, débrouille-toi pour me soigner à Manga* ». Ils sont nombreux à dire qu'ils ne peuvent pas. En fait dans leur majorité les patients veulent juste faire un seul examen, te le donner et tu vois si tu peux proposer un traitement à partir de cet examen ; au quotidien on te demande de faire ce que tu peux. Quand c'est comme ça, pour moi en tout cas, je rentrais en contact par téléphone avec un spécialiste du domaine pour qu'au moins, en lui expliquant le cas, il puisse m'aider pour savoir si j'étais sur la bonne voie, mais tout en étant bien consciente que ça allait être limité faute de pouvoir m'appuyer sur des examens qui me permettraient d'être sûre de la situation du malade. C'est compliqué de faire cohabiter tout ça, nos besoins, leurs contraintes…

Mais par contre lorsque je pensais directement fortement à une maladie en particulier, alors je préférais envoyer immédiatement le malade à Ouagadougou en consultation chez un spécialiste, qui demandera les examens nécessaires et du coup je suis certaine que le malade n'aura pas à faire deux déplacements. Par exemple quand un malade décrit une douleur qui fait penser à un ulcère, il n'est pas possible de le diagnostiquer à Manga, il faut se rendre à Ouagadougou parce qu'il faut une fibroscopie pour diagnostiquer un ulcère et nous n'avions pas cela à Manga. Dans ce cas, je prescris des calmants au malade et je l'envoie faire cet examen. Quand il revient, en général le traitement pour l'ulcère ne demande pas grand-chose et on peut le suivre à Manga. Mais quand on traite et qu'on se rend compte que les choses ne s'améliorent pas comme ça devrait se faire, on se dit qu'on n'est peut-être pas sur la bonne voie avec le traitement ou qu'il y a autre chose, donc là on l'envoie chez un spécialiste à Ouagadougou.

Une grande partie de notre travail est d'évaluer ces possibilités de prendre en charge localement ou d'envoyer vers un spécialiste. À Manga, les seuls examens à notre disposition étaient des examens de sang. Nous avons eu une radiographie mais elle n'a fonctionné que quelques mois. Donc nous travaillions avec très peu de techniques.

Au bout de trois ans à Manga, j'ai pu prendre part à un examen, en quelque sorte un test qu'on programme. Si on le réussit, on peut commencer une spécialisation. C'est la procédure à suivre quelles que soient les spécialisations. C'est ce que j'ai fait, je suis pédiatre depuis le 10 décembre 2019, ça fait un an[45]. Je suis affectée à Koudougou où j'exerce dans un centre hospitalier régional depuis le 8 juin 2020.

Je n'avais pas prévu de faire la pédiatrie, je n'y avais même jamais pensé. Je me préparais surtout pour la cardiologie parce qu'en 5ème année de médecine, j'avais fait un stage qui m'avait vraiment plu en cardiologie et j'avais noté qu'il y avait peu de cardiologues au Burkina Faso[46]. Mais un événement m'a fait changer d'orientation. Pendant que j'étais à Manga, le service m'a envoyée à Taïwan pour une formation complémentaire de trois mois. Taïwan avait des accords politiques avec le Burkina Faso à cette période ; chaque année des stages étaient organisés pour des médecins qui exerçaient dans des centres médicaux avec antenne chirurgicale, comme moi. Aujourd'hui le Burkina collabore plutôt avec la Chine populaire. Donc j'ai été envoyée pour une formation complémentaire sur la planification.

---

[45] L'entretien se déroulait le 6 décembre 2020.

[46] Les cardiologues étaient au nombre de 28 pour une population de 16 241 800 en 2004 soit un cardiologue pour 580 060 habitants. En comparaison, ils étaient 6000 pour une population de 66 400 000 en France, soit un cardiologue pour 11 070 habitants. Le Plan National de Développement Sanitaire (PNDS) 2011-2020 a soutenu la formation de spécialités dont la cardiologie au regard de la prévalence accrue des pathologies cardiovasculaires dont l'hypertension artérielle, première cause de consultation dans cette spécialité. Chaque année en moyenne, une dizaine de médecins sont formés. Les soins et actes de chirurgie les plus techniques peuvent être assurés dans les CHU mais ils le sont essentiellement dans les cliniques privées spécialisées de la capitale.

Quand je suis partie, j'avais mes deux enfants mais ma deuxième fille n'avait que quinze mois. Et la séparation a été très difficile avec elle. Parce que quand je suis revenue de ces trois mois de formation elle ne m'a pas reconnue. Je me suis aussi rendu compte qu'elle avait beaucoup changé, elle était devenue agressive, elle frappait tout le monde et elle avait régressé au niveau de certaines de ses acquisitions. Par exemple avant que je parte, elle avait déjà acquis la propreté nocturne. Or à mon retour, même en plein jour, elle faisait les selles sur elle ! Elle avait tellement régressé que ça m'a choquée ! J'ai dû prendre un congé d'un mois pour rester totalement avec elle, je ne l'ai pas quittée un seul jour pour essayer de récupérer petit à petit ce qu'elle avait perdu. Et ça m'a tellement choquée que le jour où j'ai rédigé ma demande pour passer le test qui me permettrait d'accéder à une spécialisation, je me suis dit que je n'étais plus prête à me séparer de mes enfants pour une longue durée.

Alors j'ai réfléchi à la spécialisation que je pourrais faire sans être obligée de quitter mes enfants. Je me suis renseignée et j'ai appris qu'on pouvait faire la spécialisation en pédiatrie entièrement ici, sans être obligé d'aller en Europe. Dès la 3ème année de spécialisation, tu peux aller en Europe si tu le veux mais ce n'est pas obligatoire. Par contre pour les autres spécialisations, il y avait une année obligatoire à effectuer dans un pays avec une technologie avancée. C'est ce qui m'a décidée à ne plus demander cardiologie mais pédiatrie : à cause de ma famille. Si j'étais un homme, je serais devenue cardiologue, j'aurais fait cette spécialité que j'avais toujours eu envie de faire, qui me stimulait intellectuellement. Mais en tant que mère, j'ai privilégié ma famille.

Il y a deux grands sites pour la spécialisation en pédiatrie : le Centre Hospitalier Universitaire de Ouagadougou et celui de Bobo-Dioulasso. Parmi mes promotionnaires, certains étaient à Bobo, d'autres à Ouagadougou, moi je faisais partie de l'équipe de Ouaga. Normalement c'est par tirage au sort... parce qu'en général les gens n'aiment pas aller à Bobo-Dioulasso, on trouve que c'est loin parce que la plupart ont leur famille à Ouagadougou ou dans les environs… donc pour ne pas créer trop de frustrations on fait un tirage au sort.

La pédiatrie nécessite quatre ans de spécialisation avec des cours théoriques que nous présentons nous-mêmes. L'étudiant prépare le cours, puis nous le présentons pendant des sessions de cours supervisées par un enseignant qui va amender, valider, corriger. On te donne le thème sur lequel tu dois faire le cours, tu fais tes recherches et le jour où tu présentes ton cours, on te pose des questions et l'enseignant fait ses corrections. Donc ça demande beaucoup de recherches et quand on a fini de prendre en compte les corrections de l'enseignant, le cours est mis à la disposition de tous les étudiants qui considèrent que pour ce thème, voilà le cours qui a été donné pour cette année. Et nous préparons l'examen de fin d'année avec ces cours.

Dans l'année il y a deux ou trois sessions de cours et durant ces sessions, nous arrêtons les activités hospitalières à l'exception des gardes. Nous ne travaillons plus dans les unités. Nous avons une salle de cours à l'hôpital avec l'enseignant, et les étudiants présentent les cours, en moyenne du matin jusqu'à 18 heures. Donc nous ne pouvons pas assurer les permanences. Par contre nous assurons les gardes puisque les cours finissent à 18 heures. Si tu es de garde, tu peux quitter ton domicile le matin à six heures, tu pars à l'hôpital, tu suis le cours jusqu'à 18 heures, tu continues par la garde et le lendemain tu continues avec ton cours jusqu'à 18 heures, avant de pouvoir rentrer chez toi. Tu es obligée d'être plus de 24 heures d'affilée hors de la maison. C'est la principale difficulté pendant la période de cours, ça nous donne une lourde charge de travail. Non seulement il y a des recherches à faire pour le cours à présenter, mais aussi pour les cours que les autres doivent présenter. Parce qu'il faut que tu saches quelque chose sur le cours pour pouvoir participer, poser des questions, etc. Les sessions de cours durent en moyenne deux semaines, puis on repart avec nos activités hospitalières en attendant une autre session de cours. En fin d'année, l'évaluation se fait en deux phases : d'abord la phase théorique où on compose pendant deux heures sur un sujet, puis la phase pratique, on te donne un malade et tu as 1h30 pour interroger, examiner, faire ton dossier médical qui doit être présenté devant un jury pendant 15 minutes puis le jury te pose des questions. Pour certaines spécialisations, ça dure cinq ans et non pas quatre. Mais les évaluations et les cours se font de la même façon.

Ça se fait parallèlement à la présence à l'hôpital. Tous les matins, à 7h30, nous sommes à l'hôpital. On commence avec un staff, c'est-à-dire avec une petite réunion où l'équipe de garde va faire le point de la garde, ensuite chacun rejoint son unité, la néonatologie, les urgences, l'oncologie… Chaque étudiant est dans une unité donnée, dès le début de l'année une répartition est faite, chacun connait son planning de circulation d'une unité à une autre. Donc chacun rejoint son unité où il fait sa consultation, soit des malades non hospitalisés, soit on s'occupe des malades hospitalisés. Autant dire qu'on ne sait jamais à quelle heure on va finir exactement. Il y a des moments où il y a peu de malades et à 12 heures on a fini, à d'autres moments on reste jusqu'à 16 heures… mais quoi qu'il en soit, quand tu es de permanence, c'est de 12 heures à 18 heures aux urgences. Par exemple je peux être en néonatologie mais si je suis de permanence, quand il est 12 heures je pars aux urgences pour recevoir les malades qui vont arriver, m'occuper de ceux qui sont là et qui ont besoin d'une surveillance accrue. À 18 heures, si l'équipe de garde arrive je peux partir à la maison et revenir le lendemain.

J'ai donc fait ma spécialisation et aujourd'hui j'exerce à Koudougou. Il est vrai que ça m'a un peu séparée de ma famille mais ça intervient à un moment où mes enfants sont quand même plus grands. L'ainée a onze ans, la deuxième a six ans et ma chance, c'est qu'on m'a affectée à cent kilomètres, donc ce n'est pas trop loin, ça me permet de faire des va et vient pour ne pas rester trop loin de la famille. Par exemple demain, je vais quitter la maison à cinq heures pour être à sept heures là-bas, je vais travailler de 7h30 jusqu'à la fin de la visite avec les médecins généralistes et l'équipe ; après la visite je vais prendre un repos et je repars à l'hôpital pour la garde, j'y passe la nuit de lundi, le mardi je continue avec la consultation, je m'occupe des enfants qui viennent depuis les autres formations sanitaires où l'enfant a déjà été vu par un médecin généraliste qui demande un avis du pédiatre, et quand on prend la garde, on a droit à un repos de 24 heures, donc mon repos fait que parfois je ne travaille pas le mercredi. Alors le mardi dès la fin de la consultation je reviens dans ma famille à Ouaga, j'y reste le mercredi et je repars le jeudi matin. Mais il y a des semaines où je prends mon repos le jeudi parce que j'ai programmé beaucoup de choses, donc je peux rester du lundi matin au mercredi soir, et je suis avec la famille le jour de repos, le jeudi. Donc je m'organise entre ma profession là-bas et ma vie de famille à Ouagadougou. Les filles comprennent parfaitement.

Mon mari non plus n'est pas sur place, il est à plus de 200 kilomètres, à Ouahigouya. Il est interprète traducteur français anglais et il travaille sur une mine d'or. Et eux travaillent dix jours d'affilée, suivis de quatre jours de repos. Donc lui aussi vient à Ouaga… mais parfois quand il est là, je suis à Koudougou… mais bon, on essaie de se coordonner. On fait des aller-retours et quand il est de repos, en général il fait quelques jours avec les enfants puis il me rejoint à Koudougou, ou il reste avec les enfants et c'est moi qui me déplace ; on a une vie sur les routes ! Mais avec internet, ça aide bien. Chaque jour on fait des appels vidéo. On a aussi deux nounous qui s'occupent du ménage et de la cuisine en notre absence, et il y a une nièce de mon mari qui est aussi à la maison, elle est élève ; c'est elle qui amène les enfants à l'école en moto (elles sont très utilisées ici), elle les dépose et poursuit elle-même à l'école, puis elle les ramène le soir. Donc c'est une sacrée organisation parce que ce n'est pas comme chez vous où le système de bus scolaire est bien développé. Ici c'est irrégulier, les arrêts de bus sont parfois loin des domiciles, c'est difficile parfois pour les enfants d'y aller seuls. En plus les filles sont encore jeunes… En tout cas, l'organisation n'est pas simple mais on a réussi à trouver un équilibre.

Il n'y a que quatre pédiatres à Koudougou. Par jour, on a environ 120 malades hospitalisés. La pédiatrie est scindée en deux blocs dans l'hôpital, la néonatologie et la pédiatrie générale. Bien sûr, il n'y a pas assez d'infrastructures pour le nombre de malades, donc on en couche à même le sol, certains sont à trois sur un lit ! Quand ils sont tout petits on est obligé de les aligner sur le même lit ! Chez nous on ne refoule jamais un enfant qui se présente avec la famille. Du coup, lorsque l'OMS préconise une distance de un mètre entre les malades[47] pour éviter la propagation des germes, chez nous ça c'est un fait divers ![48] On ne peut pas le faire. Et surtout à cette

---

[47] Cette préconisation renvoie à la pandémie de Covid-19.

[48] L'expression signifie ici une information à laquelle on accorde peu d'importance car elle n'est pas applicable.

période, on est en décembre, nous sommes encore en train de gérer la phase du paludisme qui n'est pas encore totalement passée. La saison pluvieuse est finie mais la plupart des hospitalisations sont toujours dues au paludisme et aux anémies liées au paludisme. Et comme l'hôpital est un centre de référence pour plusieurs formations sanitaires, dès qu'un enfant doit être transfusé, il est envoyé chez nous parce que les centres de santé et de promotion sociale ne sont pas habilités à faire des transfusions. Dans ces structures, il n'y a pas de laboratoires donc pas d'examens que les infirmiers peuvent faire. À partir de l'examen physique, l'infirmier se demande si c'est grave, et si c'est de son niveau ; s'il voit que ça le dépasse, il envoie le malade au niveau au-dessus, c'est-à-dire dans un centre où il y a un médecin et un laboratoire où on peut faire certains examens : donc un centre médical. De plus en plus, il y a des CSPS où des médecins sont envoyés, on n'y trouve plus seulement des infirmiers qui consultent, ce qui fait que ces CSPS deviennent en quelque sorte des centres médicaux mais toujours est-il qu'il n'y a pas de laboratoire et par conséquent, il n'y a pas la possibilité de faire un examen complémentaire. Les transfusions, c'est obligatoirement le niveau d'une formation sanitaire ayant la possibilité de faire des examens et disposant de sang. Ça peut se faire aussi dans un centre médical avec antenne chirurgicale. Mais à Koudougou, le centre médical qui devait jouer ce rôle n'est pas fonctionnel. Dès qu'il y a un malade avec hospitalisation, il est directement envoyé chez nous.

Et lorsque nous aussi, nous sommes dépassés parce que nous voulons faire certains examens qui ne sont pas possibles à notre niveau, nous sommes obligés d'envoyer le malade dans un centre hospitalier universitaire. C'est le niveau où on est censé tout trouver même si ce n'est pas toujours le cas. Par exemple en ce moment à Koudougou, nous recevons souvent des enfants pour lesquels nous devons réaliser un scanner. Il n'y a pas de scanner à Koudougou. On est censé les envoyer dans un CHU. À Ouagadougou, le seul centre hospitalier universitaire où il y avait un scanner, c'est l'hôpital Yalgado Ouedraogo. Or ce scanner est en panne depuis plusieurs mois. Voilà. Il y a trois CHU à Ouagadougou mais un seul avec un scanner, en panne depuis plusieurs mois ! Donc nous sommes obligés d'envoyer ces malades vers les structures privées, certaines sont très bien équipées, avec scanner et même IRM. Mais les familles vont devoir payer beaucoup plus cher. Par exemple un scanner au CHU coûte autour de 40000 francs CFA, dans les structures privées ça varie entre 50000 et 60000. Pour un salaire mensuel moyen qui est à peu près de 37000 francs CFA c'est compliqué ; certaines familles n'ont même pas 30000 francs par mois. En tout cas 40000, ça reste cher.

Ce qui nous aide beaucoup au niveau de la pédiatrie, c'est que depuis trois ans le gouvernement a décidé la gratuité des soins pour les enfants de moins de cinq ans[49]. Mais ce n'est valable que dans les structures de l'État. Donc quand un scanner n'est pas disponible, la famille doit payer la totalité de la somme qu'il faut au niveau de la structure privée. De même, l'État dit que les médicaments sont gratuits mais en réalité certains manquent fréquemment au niveau de l'hôpital. Du coup, nous sommes obligés de faire une prescription pour que les familles les achètent ailleurs.

À partir des maladies que je soigne quotidiennement, je ne vois pas de déclin des maladies infectieuses parce que pour qu'il y ait déclin, il faut un vrai changement au niveau des conditions de vie de la population, puisque la plupart de ces maladies sont liées à un problème d'hygiène. Or comment parler d'hygiène à des gens qui n'ont pas accès à l'eau ? Aujourd'hui encore, je lisais une publication où les gens se plaignaient d'avoir passé trois jours sans une goutte d'eau. Ce n'est pas dans le Nord ou ailleurs, non, c'est à Ouagadougou, la capitale : trois jours sans une goutte d'eau ! Il faut l'imaginer avec cette chaleur ! Et avec les conséquences sur les conditions d'hygiène ... Donc je ne vois pas de déclin des maladies infectieuses. Par contre je vois une émergence des maladies cancéreuses et des maladies cardio-vasculaires. On a pas mal de décès ces temps-ci dus à des crises cardiaques. Il y a trois semaines, la cousine d'une de mes amies est décédée comme ça. Donc nous

---

[49] La gratuité des soins pour les femmes enceintes et les enfants de moins de cinq ans est une mesure entrée en vigueur en 2016 au Burkina Faso. Elle est également appliquée dans d'autres pays africains. L'objectif est de faciliter l'accès aux soins de ces populations vulnérables mais de nombreuses fragilités structurelles, parmi lesquelles une gestion défaillante des stocks de médicaments nécessaires aux prises en charge, en limitent les effets.

devons gérer les maladies infectieuses et ces pathologies qui augmentent. Chez les enfants, je ne vois pas trop de maladies cardio-vasculaires mais par contre des malformations, des cancers et des problèmes d'insuffisance rénale. Soit c'est secondaire à certaines infections répétées qui vont jouer sur les reins, soit c'est secondaire à des causes toxiques, des médicaments ou des produits traditionnels, ou à des causes immunologiques. Si elle n'est pas prise en charge, elle devient chronique et il n'y a plus rien à faire. Or il n'y a ni greffe ni dialyse pour les tout-petits, il parait que le matériel nécessaire pour la dialyse chez les enfants n'est pas disponible au Burkina, donc on est dos au mur.

Il y a aussi le sida. Pas mal d'enfants sont positifs. Jusqu'à présent ça reste toujours un sujet tabou ici. Certaines femmes sont dépistées parce qu'au niveau de la politique de l'État, il est inscrit que le test doit être fait aux femmes enceintes. Donc il y a des femmes qui sont au courant de leur situation mais qui ne l'acceptent pas, du coup elles ne sont pas sous traitement et se comportent comme si elles n'avaient rien. Mais si elles tombent enceinte, l'enfant est exposé et dans ce cas, ce sont ces mêmes mères qui doivent donner le médicament qu'il faut à l'enfant[50], ces mères qui n'acceptent pas leur propre situation, mais qui doivent donner les médicaments à l'enfant… c'est une situation vraiment compliquée. Voilà mon quotidien…

[50] Ce sont des antirétroviraux qui doivent être administrés au nouveau-né après l'accouchement et au cours des premières semaines de sa vie, avec des variations selon les protocoles thérapeutiques suivis.

CHAPITRE 4.
« EN SITUATION DE PAIX ÇA NE DEVRAIT PAS ÊTRE COMME ÇA »

Il y a des moments où je me demande pourquoi j'ai choisi la médecine. Franchement je me pose la question à cause de la précarité des malades et du peu de moyens que nous avons pour travailler. Je me dis : « *Mais pourquoi je n'ai pas fait autre chose ? Qu'est-ce que c'est que cette médecine que nous devons faire sans en avoir les moyens ?* ». Les ressources pour travailler, c'est le cœur du problème. Quelques aides nous sont octroyées. Certaines sont étendues à tout le pays, par exemple la gratuité des soins chez les enfants de moins de cinq ans dont j'ai déjà parlé, ce qui nous aide beaucoup. D'autres sont rattachées à des services, par exemple le service d'action sociale du CHU Yalgado Ouedraogo ; lorsqu'un malade ne peut pas payer ses soins ou acheter un médicament, nous l'orientons vers ce service et en général, eux arrivent à l'acheter, à la hauteur de leur capacité. Il y a également des religieux qui apportent leur aide financière ou technique, j'en ai parlé aussi, comme la congrégation des religieux camilliens qui aide beaucoup, ils ont un bureau au sein de l'hôpital Yalgado. Mais ces structures ne sont ouvertes que dans la journée. Si tu es avec un malade qui a besoin d'une aide sociale durant une garde de nuit, c'est toi qui es là avec lui et c'est toi qui va devoir gérer comme tu peux…

Je vais te raconter une anecdote avec un enfant que j'ai reçu lors d'une garde à Ouagadougou, et je précise à nouveau, dans le plus grand CHU du Burkina Faso, Yalgado Ouedraogo. L'enfant est arrivé dans un tableau de morsure de serpent avec envenimation, il saignait énormément, ça faisait déjà trois jours qu'il avait été mordu par ce serpent. Les parents l'ont amené dans une formation sanitaire proche de chez eux mais sans résultat, donc l'enfant a été référé au CHU et là, il n'y a pas autre chose à faire que mettre un sérum antivenimeux puisqu'il y a le venin dans le sang. Ce sérum coûte 50000 francs CFA ! Certaines familles ne touchent même pas cette somme en travaillant tout un mois ! Quand j'ai donné l'ordonnance au père de l'enfant, il est parti à la pharmacie puis il est revenu me dire qu'il ne disposait que de 15000 francs. Alors quoi ? Cet enfant qui saigne depuis trois jours, qui est déjà dans le coma, si rien n'est fait il va mourir ! Alors au niveau de l'équipe de garde, on a décidé de cotiser, chacun a donné un peu mais c'était insuffisant. Et il y avait une famille qui était venue pour une consultation avec son enfant qui, lui, avait juste une pharyngite. Ce couple, qui a été témoin de la situation, a donné 25000 francs. L'équipe de garde a pu compléter et on a acheté ce sérum, on l'a administré à l'enfant et dès le lendemain matin il est sorti du coma, il a pu s'asseoir, il a pu sourire… c'était vraiment formidable. Et bien ça, ça arrive fréquemment ! Autant des familles qui aident d'autres familles dont elles sont témoin de la détresse, que des agents de santé qui donnent eux-mêmes un peu d'argent pour débloquer une situation parce qu'il y a des moments où c'est insoutenable de réaliser qu'une personne va mourir juste parce qu'il n'y a pas assez d'argent pour l'achat d'un médicament. Mais on ne peut pas le faire tous les jours ! En fait on le fait jusqu'à ce qu'on se dise que ça ne peut pas continuer comme ça. Et puis une autre situation dramatique se présente, on le fait encore et on se dit de nouveau que ça ne peut pas continuer…

Mais il y a beaucoup de moments où on est dos au mur. On est vraiment dos au mur. Je prends un autre exemple récent, celui d'un monsieur avec son nouveau-né. Cet enfant avait besoin de médicaments dont on ne disposait pas dans le lot de ce qui est gratuit. Donc il fallait les prescrire pour que la famille les achète. Au bout d'une semaine d'hospitalisation, le père nous dit : « *Moi je n'en peux plus, je n'ai plus d'argent, j'ai déjà dépensé 7000 francs en sept jours pour cet enfant, c'est trop... s'il faut qu'il meure il va mourir, tant pis* ». Et il nous annonce qu'il va repartir à la maison avec son enfant. C'est ce qu'il a fait : il a pris son enfant et il est parti. Alors là on se dit mais pourquoi je n'ai pas choisi un métier qui me permettrait de ne pas voir tout ça ? C'est vraiment terrible… vraiment terrible. La précarité des familles, ça détermine notre pratique.

Il y a aussi des situations où le problème est lié à l'organisation qu'il faut mettre en place pour les familles, en cas d'hospitalisation. Il faut bien comprendre comment les structures de santé fonctionnent ici. Chez vous en France, un enfant hospitalisé est pris en charge par du personnel sans que ses parents soient obligés d'être là en permanence. Il y a des services de restauration, la pharmacie délivre les médicaments qui servent à traiter le malade dans l'hôpital, les parents n'ont pas à se préoccuper de tout cela et ils peuvent continuer à travailler si nécessaire. Alors qu'ici, idéalement il faut qu'il y ait deux personnes en plus de l'enfant à l'hôpital. La première est là tout le temps au lit de l'enfant pour le nourrir, le laver, laver le linge parce qu'il n'y a pas ces services à l'hôpital, surtout l'hôpital public, l'autre assure les courses liées à l'hospitalisation et au traitement. Par exemple ici on donne l'ordonnance à la famille et c'est elle qui assume ce rôle d'aller chercher les médicaments qui ne sont pas dans le lot des produits gratuits et disponibles à l'hôpital. L'hôpital sert une ration de nourriture pour le malade mais les accompagnants doivent se nourrir aussi. Les toilettes, il faut payer pour les utiliser ! Bref il y a tellement de frais liés à la prise en charge hospitalière de l'enfant que même si vous avez tous les médicaments gratuits, les autres frais font que les parents peuvent demander à partir avec leur enfant lorsqu'ils ne peuvent plus assumer cela.

Je précise que ça concerne aussi les adultes, d'autant plus lorsque les soins sont longs, par exemple pour les chimiothérapies. Ici la prise en charge des cancers est difficile parce que c'est la famille qui doit payer les chimiothérapies. Pour les enfants, il y a un programme qui délivre les médicaments ; c'est un groupe qu'on appelle le Groupe Franco-Africain d'Oncologie Pédiatrique[51] qui met les traitements anticancéreux à la disposition des parents. Lorsqu'ils doivent acheter quelque chose, le reste à payer est assez faible. Aux dernières nouvelles, j'ai appris que ce projet devait s'arrêter donc je me demande comment ça va se passer. Ils arrivaient à assurer les

---

[51] Le Groupe Franco-Africain d'Oncologie Pédiatrique (GFAOP) est une association médicale fondée en 2000. Elle réunit des médecins africains et français au sein d'un réseau qui comprend 18 pays du Maghreb et d'Afrique Subsaharienne. Le Groupe intervient sous diverses modalités : aide au développement d'unités de soins en oncologie pédiatrique, formation du personnel médical et paramédical, aide à l'accès aux médicaments, aux équipements, soutien aux projets locaux. À titre d'exemple, en 2021, le GFAOP a soutenu, en relation avec d'autres associations, la construction d'une unité de soin spécifiquement dédiée à l'oncologie pédiatrique au sein du CHU Yalgado Ouedraogo.

anticancéreux au point qu'on avait peu de ruptures de médicaments. Ça arrivait bien sûr, quand je me trouvais au service d'oncologie à Yalgado, par moment on se trouvait en rupture pour tel ou tel médicament anticancéreux et là, on était obligé de prescrire ces produits sur ordonnance pour que les parents aillent les acheter. Donc souvent ça amenait à reculer des cures de chimiothérapie. Un cancer ce n'est déjà pas facile à traiter, alors quand il faut espacer les cures pour une raison ou une autre, c'est dur…

Justement hier nous avons annulé notre entretien parce que j'ai dû accompagner une connaissance pour sa première chimiothérapie, il a un lymphome des os. Les solutés, il en faut une vingtaine pour commencer une cure, sans oublier les anticancéreux proprement dit, ça coûte très cher. Donc heureusement, pour les enfants il y a davantage d'aide que pour les adultes. Mais dans tous les cas ici, quand la famille se rend compte que le malade ne peut pas guérir, la tendance est de le ramener à la maison parce que comme je le disais tout est payant, ce n'est pas évident pour une famille de mobiliser au moins deux personnes pour rester auprès du malade de façon permanente tout en sachant qu'il ne va pas guérir. Quand c'est comme ça, la famille préfère ramener le malade à la maison et ils font ce qu'ils peuvent. Si des médicaments peuvent être donnés par voie orale ils le font, mais c'est bien moins efficace que ce qu'ils pourraient avoir à l'hôpital. Ils peuvent avoir des antalgiques de palier 2 mais pas la morphine, par exemple, à la maison. Donc quand on sait les douleurs de fin de vie avec le cancer… et quand on sait ce qui est disponible ailleurs, par exemple en France, les malades qui ont besoin de chimiothérapie sont bien pris en charge, on leur donne à manger, les ambulances peuvent venir les chercher à leur domicile… quand on sait que tout cela existe, on arrive à se demander à quoi on sert, pourquoi on a tant souffert pendant tant d'années pour apprendre quelque chose et on ne peut même pas utiliser la moitié de ce qu'on a appris !

Ici, le manque de moyen pour nos diagnostics et nos prescriptions, c'est au cœur de notre travail. Quand je suis face à un malade et que j'ai une hypothèse diagnostique en tête qu'il faut confirmer par des examens, mon inquiétude immédiate est de savoir si je vais pouvoir les faire. Avec deux problèmes qui se profilent : est-ce que ces examens sont disponibles là où j'exerce ? Et s'ils sont disponibles, est-ce que les patients vont pouvoir les faire ? Ce contexte nous met en retard au niveau de la prise en charge parce que quand on pense à deux hypothèses diagnostiques par exemple, on est obligé d'aller pas à pas au niveau des examens. Si tu prescris tout en même temps, ça va produire un effet immédiat ; tu vas entendre la phrase : « *Ah docteur nous n'avons pas les moyens, nous allons repartir à la maison avec notre enfant* ». Ou : « *Vraiment financièrement nous ne pouvons pas continuer. Nous demandons la permission de repartir à la maison avec notre enfant* ». Ça, c'est notre quotidien. Donc souvent, tu demandes d'abord un ou deux examens dont tu penses qu'ils sont essentiels en espérant que les résultats vont te permettre de confirmer ton diagnostic. Mais si ce n'est pas concluant quand les résultats reviennent, il faut encore demander autre chose et c'est difficile.

Il y a même des moments où je me demande à quoi ça sert de diagnostiquer. J'ai fait ma thèse sur le cancer de la prostate : là, ce sont des personnes d'un certain âge, déjà. Et pour beaucoup, la maladie arrive au moment où elles sont à la retraite. Or il n'y a pas de sécurité sociale pour les prendre en charge. Donc quand on diagnostique un cancer chez ces gens-là, ceux qui ont la chance de se traiter sont obligés de choisir le traitement le moins cher ; et le moins cher, disponible, c'est la castration chirurgicale. Pourtant c'est aussi le plus traumatisant sur le plan psychologique parce qu'il faut enlever les testicules. Mais un homme qui se retrouve castré, c'est vraiment un poids psychologique énorme. À tel point que certains préféraient l'abstention thérapeutique. Ils disaient qu'ils préféraient ne pas se traiter pour continuer le peu d'activité sexuelle qui leur était encore possible jusqu'à ce que le cancer les emporte. Parce que ceux qui se hasardaient sur le plan de la castration par les médicaments, là, l'avantage est que c'est réversible. Quand on arrête, l'activité sexuelle peut reprendre. Mais au bout de quelques mois déjà, ces gens étaient financièrement épuisés, ils ne pouvaient pas continuer. Ils devaient revenir à la case départ et réfléchir : soit on meurt du cancer, soit on se fait castrer chirurgicalement ! Face à ça, le médecin ne peut que respecter la décision et accompagner le malade du mieux qu'il peut. Tu ne peux pas le forcer à être opéré. Il fait son choix, il préfère vivre avec ses testicules, souffrir et mourir avec. Donc quand c'est comme ça, on les suit et quand la douleur devient insupportable, on prescrit un médicament pour essayer de l'atténuer, jusqu'à ce qu'ils partent.

Donc pour nous l'échec est souvent là… enfin, est-ce que c'est vraiment d'échec qu'il s'agit ? L'échec, c'est quand on a tout pour soigner et qu'on n'y arrive pas. Or le fait de disposer de si peu, ça reconfigure les manières de penser l'échec. Je prends un exemple. Parmi les décès chez les nouveau-nés, il y a un cas pour lequel j'ai fait l'audit au CHR où j'exerce, c'était un prématuré né à 900 grammes. Au fil de l'hospitalisation, on pouvait le réanimer quatre fois par jour, on le mettait sous une lampe chauffante pour le réchauffer un peu tout en vérifiant que la température ne soit pas trop élevée, on n'avait pas de quoi réguler, donc on devait vérifier tout le temps le niveau de température de la lampe pour ne pas le griller parce qu'on avait des problèmes avec nos couveuses qui fonctionnaient mal. Cet enfant a alterné comme ça entre des arrêts respiratoires, entre l'hypothermie qu'on tentait de juguler comme ça alors que quand les enfants sont des grands prématurés, à cause de l'immaturité de leur fonctions respiratoires ils ont des apnées du prématuré, c'est-à-dire qu'ils oublient de respirer, ils arrêtent de respirer. Normalement on utilise un appareil pour les faire respirer, ce sont des appareils de respiration à pression positive, mais nous n'avons pas ça. À Ouagadougou, on utilisait le citrate de caféine, un médicament avec de la caféine dedans qui permet de stimuler le centre de la respiration pour maintenir le nouveau-né éveillé mais ce médicament n'est pas disponible à Koudougou. Lorsque j'ai fait l'audit de cet enfant, j'ai relevé tout ce qu'il y avait eu comme problème dans sa prise en charge et j'ai conclu en disant que dans ces conditions, c'était difficile d'éviter le décès de cet enfant. Et je dois dire que pour cet enfant, je ne me suis pas sentie responsable de son décès parce que je n'y étais vraiment pour rien. Le mot clé ici, c'est « dans ces conditions ». Quand on a si peu pour travailler, évidemment l'échec est souvent au bout de la route.

Mais on ne peut pas penser la question de l'échec sans penser aussi à la responsabilité, c'est-à-dire de quoi on se sent responsable dans ce contexte d'échec lorsqu'on a travaillé avec si peu de moyens. Dans l'exemple que j'ai pris, l'équipe a travaillé avec les moyens qu'on lui a donnés, c'est-à-dire peu. Et avec ça, l'équipe a fait ce qu'il fallait faire, voilà. Donc parler d'échec n'est pas tout à fait juste parce que l'échec, c'est ne pas réussir à faire quelque chose alors que tous les moyens sont là. Or nous, c'est quand on réussit que c'est extraordinaire et pas ordinaire comme ailleurs. Par contre on a le sentiment d'avoir échoué quand on se rend compte qu'il y a eu des situations similaires où on a pu sauver la personne. Et lorsqu'un décès survient dans ces mêmes conditions et qu'on ne peut pas sauver la personne, alors on peut avoir ce sentiment d'avoir échoué parce qu'on a pu sauver l'autre patient et pas celui-là. On se demande forcément pourquoi. Donc en fait quand on a peu et qu'on est constamment dans la difficulté, on pense l'échec dans la comparaison. On compare chaque fois. Pour le cas de l'enfant dont je viens de parler, avant de rédiger ma conclusion j'ai vraiment réfléchi parce que j'avais suivi aussi un très grand prématuré pendant ma spécialisation à Ouagadougou, il pesait lui aussi 900 grammes ; et il avait très bien évolué mais ce prématuré n'avait pas de problèmes respiratoires. Il fallait seulement gérer son poids et sa température. Donc j'ai repensé à ce cas pour rédiger ma conclusion, j'ai comparé les protocoles, j'ai comparé mes attitudes. Il est vrai que c'était à Ouagadougou mais si cet enfant avait eu le même problème respiratoire que celui décédé à Koudougou, est-ce qu'on aurait pu le sauver avec le citrate de caféine, ce n'est pas évident. Donc on compare les cas : dans les mêmes conditions, quelles sont les particularités qui font la réussite d'un côté, l'échec de l'autre ?

Ce sont ces éléments qu'on essaie d'utiliser pour voir ce qu'on peut améliorer dans nos prises en charge. Et pour nous aider, nous avons des rencontres qu'on appelle des audits de décès néo-natal et de décès chez les femmes enceintes, chez les femmes qui viennent d'accoucher, etc. Ça consiste à prendre un décès et à le décortiquer du début du problème jusqu'au décès, pour recenser ce qui a été fait, ce qui devait être fait et ce qui n'a pas été fait. Ça permet précisément d'établir des responsabilités[52]. Par exemple au niveau de la famille : est-ce qu'elle a consulté à temps ? Si la famille attend

---

[52] L'ouvrage *Accompagner les femmes à la maternité au Burkina Faso. Anthropologie et santé publique dans un projet d'amélioration des soins obstétricaux* (Ouattara et al., 2016) propose une réflexion critique sur ce sujet, au cœur de la question complexe de la qualité des soins.

dix jours pour vous amener le malade, votre niveau de responsabilité n'est pas le même que si le malade vous est amené le jour même où les signes sont apparus et que vous n'avez pas fait grand-chose pour lui. Parce que si les signes sont apparus il y a longtemps, des complications sont déjà présentes bien avant que le malade arrive chez vous : ça limite vos possibilités de réussite. Puis au niveau des médecins : est-ce que vous avez posé le bon diagnostic ? Ou même seulement posé un diagnostic ? Et le traitement ? Etait-il en adéquation avec le diagnostic posé ? Puis au niveau de la surveillance : est-ce que le malade a été bien surveillé ? Comment s'est faite l'évolution de sa maladie ? Quels sont les problèmes survenus au cours de l'hospitalisation ? Comment les avez-vous gérés ?

Donc cet ensemble de questions sur l'itinéraire du malade et la prise en charge de sa maladie va permettre de dégager des responsabilités, de voir ce qui a manqué, ce que l'on n'a peut-être pas fait, on pourra voir aussi qu'on aurait eu besoin de tel médicament qui n'était pas disponible, ou de tel agent de santé qui n'était pas là. Est-ce que les parents ont consulté tard et donc on n'a pas pu faire au mieux ? Et à la fin de l'audit, on établit une conclusion et chaque partie reçoit ses recommandations. Au niveau de la famille, qu'est-ce que les parents auraient dû faire ? Au niveau de l'institution puis des personnels soignants, qu'est-ce qui a manqué ? Normalement c'est prévu pour tous les décès de nouveau-nés mais à Koudougou c'est impossible de le faire pour tous ; donc on a tendance à choisir les décès qui selon nous étaient évitables, ça ne vaut pas le coup de le faire pour des décès non évitables, par exemple des enfants nés avec de multiples malformations dont certaines sont incompatibles avec la vie, mais aussi pour les très grandes prématurités parce qu'on n'a pas les équipements nécessaires pour pouvoir les prendre en charge. On le fait par contre pour les nouveau-nés dont on se dit qu'il n'y avait pas de raison apparente qu'ils meurent. Depuis que je suis à Koudougou, il y a eu deux audits faits sur des enfants qui n'étaient pas des nouveau-nés. C'était la première fois que je voyais ça parce que dans la structure où j'étais médecin généraliste, on ne le faisait que pour les nouveau-nés décédés mais c'était systématique. C'est une règle en place pour tout le système sanitaire du Burkina Faso même si parfois les équipes n'arrivent pas à le faire régulièrement. Dans les structures périphériques en tout cas, les centres médicaux par exemple, c'est régulier.

Donc situer les responsabilités est essentiel. Ça permet de savoir si tu as vraiment fait ce qu'il fallait faire dans le contexte dans lequel tu as agi, malgré le peu de moyens que tu as eu à disposition. Le but est d'arriver à faire ce qui doit être fait avec le peu de moyens que l'on a, tout en espérant que les autorités de leur côté essayent d'élever le plateau technique, le niveau des équipements. Parce que si on leur fait comprendre que cette personne est décédée alors qu'on aurait pu éviter le décès si on avait pu réaliser tel examen ou si on avait eu tel appareil ou tel médicament, ça peut être un élément défendu auprès de nos responsables pour demander l'acquisition de certains matériels.

Il faut dire aussi que l'état de nos structures de santé n'arrange rien. Avec la chaleur les gens souffrent, que ce soit les agents de santé ou les malades, et surtout lorsqu'il y a un problème de place et que les malades se retrouvent à plusieurs dans une salle qui n'est pas climatisée, parfois il n'y a même pas de ventilateur, du coup certains préfèrent passer le maximum de temps dehors plutôt que dans la salle d'hospitalisation. À Koudougou la nuit, on trouve plus de malades dehors qu'à l'intérieur du centre de santé, ils préfèrent étaler une natte et se coucher dehors, et au petit matin ils rejoignent la salle. Parfois il n'y a plus de lumière et les médecins travaillent avec les torches de leur téléphone ! Le matériel est reçu en petite quantité, du coup c'est sur-utilisé et ça se détériore vite. Il faut aussi reconnaitre qu'il y a des gens qui emportent le matériel lorsqu'il est mis à disposition ; ça disparait. C'est difficile parce que comme partout, les structures de santé achètent du matériel sur la base d'un budget donné et quand le budget est utilisé, on ne peut plus racheter la même chose le lendemain… on peut venir dire que c'est abimé ou insuffisant, mais pas que ce n'est plus là ! Donc il y a une part de responsabilité du personnel lui-même. On ne peut pas tout mettre sur le dos du politique, de l'État.

L'une des conséquences de ces conditions de travail par contre, c'est que ça nous oblige à être performants sur le plan clinique parce qu'ici, comme je l'ai dit, tu ne peux pas te permettre de t'éparpiller.

Tu dois aller à l'essentiel. Si le patient et sa famille doivent payer pour un examen, il faut que tu sois sûre qu'il est vraiment nécessaire. Donc il faut beaucoup de réflexion autour des signes, beaucoup d'argumentation et de tri pour retenir l'hypothèse la plus probable avant de demander des examens et l'expérience nous aide à envisager un diagnostic. C'est un travail de tri entre les signes et les symptômes qui est primordial chez nous. Donc on fait beaucoup d'éliminations. Je prends un exemple simple. Entre la dengue et le paludisme, les signes se ressemblent énormément. Surtout quand il s'agit d'une dengue sans signe hémorragique. Si c'est dans un contexte où il y a une prise en charge, l'idéal est de faire les deux examens : rechercher le paludisme et la dengue. Parce que d'ailleurs une seule personne peut avoir les deux. Donc il faut faire une prise de sang. Mais chez nous, on va réfléchir : est-ce qu'on est dans une période de forte transmission de paludisme ou pas, par exemple en ce moment c'est la saison pluvieuse, il y a beaucoup de moustiques et comme le paludisme est la première cause de consultation chez nous, on va d'abord faire l'examen pour le paludisme. Si c'est positif, tant mieux, on ne fait pas l'examen de la dengue. Si c'est négatif, alors on fait celui de la dengue. Bref, on hiérarchise. On procède par élimination.

Et ce qui paradoxalement nous aide, c'est qu'en général, à cause de ce problème financier, les malades ne viennent pas consulter très tôt. Mais quand ils viennent, la maladie est suffisamment avancée pour te permettre de voir plusieurs signes qui sont déjà là. Du coup, d'une faiblesse – parce qu'arriver tardivement ça peut être un handicap – on en fait une force, en tout cas on en fait quelque chose. Ici, les malades ne consultent pas pour des petits bobos !

Je repense à une situation où lorsque j'ai fait le stage en pédiatrie à Poitiers en 2004 alors que j'étais encore étudiante, j'ai eu à examiner un enfant et je ne trouvais absolument aucun signe ! Je me suis dit : « *Mais je suis devenue nulle ou quoi ?* ». Pour moi, l'enfant était totalement normal. Donc je le dis à l'interne qui à son tour part examiner l'enfant et qui me dit : « *Oui en effet l'examen est normal* ». Mais nous ici, on n'est pas habitué à ça ! Parce que quand les familles viennent, ou les malades, la maladie a suffisamment évolué et tu vas forcément trouver plein de choses. Un autre élément qui m'a beaucoup surprise, c'est qu'à mon premier staff là-bas, l'équipe de garde présente un cas d'un enfant reçu… pour piqure de moustique ! Piqure de moustique ! En fait quand ils ont dit ça je n'ai pas pu me retenir de réagir, j'ai dit : « *Quoi ? Piqure de moustique !* » Tout le monde m'a regardée, on m'a dit : « *Bon, on te comprend mais ici tu verras ça arrive fréquemment* ». Mais moi je trouvais que les gens consultaient… excuse-moi l'expression… pour des conneries ! Des conneries franchement, des choses qui n'en valent pas du tout la peine ! Ils ont la main facile avec les examens complémentaires parce que c'est disponible, et puis il y a la sécurité sociale, ce qui fait qu'on peut faire plein d'examens sans souci… En fait, on n'est pas dans le même monde. On n'est pas du tout dans le même monde. Je dirai même que c'est parfois franchement écœurant. D'ailleurs, il y a certaines émissions que je ne peux plus regarder à la télévision. Par exemple un jour je regardais un documentaire animalier, on a présenté un animal blessé à qui on devait faire un scanner. Je me suis dit voilà, là-bas c'est sur des animaux qu'on fait les scanners, ici on n'en a même pas pour des personnes ! Nous on s'arrête là où nos moyens et ceux des patients nous portent. Pour ceux qui ont les moyens, on fait des prélèvements qu'on envoie en Europe et on reçoit les résultats. Mais très peu de Burkinabè peuvent se permettre ça !

Donc ici, l'interrogatoire et l'examen clinique sont des moments clés de notre pratique. Par exemple pendant ma formation à Taïwan, j'ai passé un mois dans un service de gynécologie et là-bas les médecins n'arrivaient pas à comprendre comment nous arrivions à savoir comment l'enfant se présente dans le ventre de sa mère, rien qu'à l'examen. Ils disaient : « *Non, il faut faire l'échographie, c'est l'échographie qui te dit ce qu'il en est !* ». Mais chez nous, il y a des tas de centres de santé où il n'y a pas d'échographe. Or tu dois quand-même savoir comment l'enfant est positionné dans le ventre de sa mère pour savoir si tu peux prendre le risque de la laisser accoucher dans un centre de santé sans bloc opératoire ou s'il faut qu'elle aille accoucher dans un centre où il y a un bloc opératoire, où on pourra la prendre en charge si besoin. Donc on doit connaître la position de l'enfant, y compris dans les plus petits CSPS, les infirmiers, les sages-femmes savent trouver la position de l'enfant : il y a des repères qui permettent de savoir et lorsque tu trouves ces repères à l'auscultation, tu sais que l'enfant est présenté comme ceci ou cela. Par le toucher vaginal, par la palpation du ventre aussi, et en écoutant le cœur du fœtus, ça informe sur sa position. Donc nous leur expliquions qu'à travers l'examen il était possible de dire comment l'enfant était positionné. Ils ne voulaient pas l'entendre ! L'impression que j'ai, c'est que lorsque les examens sont faciles à faire, les médecins perdent beaucoup leur clinique.

Comment est-ce qu'on résiste à tout ça ? On s'endurcit. Au début, je me suis dit que je m'attachais trop au malade et que c'était pour ça que je n'arrivais pas à m'en sortir. Donc je me suis dit : « *OK, je vais tout faire pour ne plus m'attacher à un malade* ». Mais ce n'est pas si simple ! Il faut que je précise qu'il y a eu un jour, j'étais encore stagiaire, où j'ai vraiment senti que je déprimais parce qu'il y a eu un décès que je ne comprenais pas, que je ne m'expliquais pas, ce jour-là j'étais tellement dépassée… je m'étais attachée à une patiente et chaque jour je causais avec elle, on s'entendait très bien ; quand j'arrivais dans le service, je passais toujours par sa chambre avant de commencer. Cette patiente avait le sida. Elle devait commencer ses ARV[53] et la veille on devait la transfuser pour que le lendemain elle puisse commencer son traitement. Le jour en question, j'arrive dans le service et je trouve le lit vide. Des infirmières étaient là, qui me regardaient d'un œil bizarre et il y en a une qui me dit qu'elle était décédée et qui me présente ses condoléances. Je suis allée prendre le registre de la garde pour chercher à comprendre ce qui s'était passé, quel problème elle avait eu, j'étais complètement sonnée, j'étais choquée. Et je n'arrivais pas à comprendre que dans le service les autres continuaient à se comporter comme si rien ne s'était passé. Tout continuait normalement.

Entre temps un médecin m'appelle dans son bureau pour une autre raison et je lui dis : « *Docteur, est-ce que vous savez que telle personne est morte ?* », il me dit : « *Oui oui* » et il continue à faire ce qui l'occupait à ce moment-là. Il ne me regarde même pas ! Alors je l'interpelle, je lui dis : « *Mais docteur, je vous dis que telle personne est morte !* ». La façon dont j'ai crié fait qu'il était étonné.

---

[53] Il s'agit de l'acronyme qui désigne un antirétroviral, une classe de médicaments utilisés pour traiter des infections liées aux rétrovirus.

Il a posé son stylo et il m'a regardée, il m'a dit de m'asseoir. Je me suis assise et il me dit : *« Voilà, tu es encore très jeune et là où tu t'engages, tu ne vas pas du tout t'en sortir. Il faut que tu arrêtes ça rapidement. Ne t'attache surtout pas à un malade. Parce que si tu t'attaches, s'il meurt, une partie de toi meurt aussi. Et imagine si tu t'attaches à beaucoup de malades comme ça ! Qu'est-ce que tu vas devenir ? Regarde l'état dans lequel tu es ! Elle est morte oui, mais il y a d'autres malades qui sont là et qui ont besoin de toi. Tu vas les abandonner ? Tu es là à te lamenter sur le sort de l'autre, mais elle est déjà morte ta copine ! Par contre les autres sont là, il faut que tu t'en occupes »*.

Alors ensuite quand j'arrivais dans le service je choisissais les malades dont je m'occupais mais en changeant régulièrement pour ne plus m'attacher. Evidemment j'ai vite vu que je ne pouvais pas être efficace comme ça. Je ne peux pas bien connaitre le malade, bien présenter son cas pendant la visite, donc je me suis dit que si les autres étaient passés par là, je devais passer par là aussi mais lorsqu'un malade reste longtemps dans un service, c'est difficile de ne pas s'attacher parce qu'il va s'ouvrir à toi, t'expliquer certains aspects de sa vie parce qu'il a confiance en toi, il te demande des conseils sur des choses qui n'ont rien à voir avec la maladie et vous partagez des moments vraiment forts. Et quand ça se passe mal, franchement c'est énorme… énorme comme problème.

Aujourd'hui je peux dire qu'être anéanti par rapport à certains décès, c'est toujours là mais la durée a changé. Je peux être anéantie dans l'instant mais je vais pouvoir me ressaisir dans les heures qui suivent parce que si je n'arrive pas à faire ça, je ne pourrai pas bien m'occuper des autres qui sont là. Même si après je vais y revenir, ressasser et même parfois quand il y a des décès d'enfants, j'ai gardé des contacts avec les familles et jusqu'à présent on a des échanges, c'est comme si on était devenu une famille. L'enfant est décédé mais on a gardé des liens. En plus, avec les enfants ce n'est pas facile, surtout que j'en ai moi-même…

Il y a un enfant qui m'avait vraiment anéantie parce qu'on avait posé un diagnostic dramatique, c'était un cancer du cerveau. C'était l'unique enfant du couple, un couple déjà âgé qui ne pouvait plus en avoir d'autres, et cet enfant, une fille, avait à peu près l'âge de ma première fille. Donc chaque jour quand je m'occupais d'elle, quand j'étais à côté d'elle, en fait c'est mon enfant que je voyais à travers elle. Le jour où on a eu le diagnostic, c'était vraiment difficile. Le chef de service me disait de l'annoncer aux parents. Mais j'ai duré trois jours sans pouvoir le faire. Et pendant ces trois jours j'ai pris l'avis des uns et des autres qui ne sont pas dans le domaine de la santé, je disais : « *Toi, supposons que tu as un enfant gravement malade, l'enfant va mourir, les docteurs le savent : tu aimerais que le docteur te dise la vérité ou bien tu préfères rester dans le doute jusqu'à ce que ton enfant meure ?* ». La plupart m'ont dit qu'ils préféraient rester dans le doute. Ils préféraient ne pas savoir que cet enfant, là à côté d'eux, allait mourir d'un moment à l'autre. Alors là c'était terrible pour moi ! Finalement j'ai décidé de parler avec le père de l'enfant. Il m'a dit que lui-même voyait bien que la situation n'évoluait pas bien parce qu'il nous voyait tourner depuis des jours sans rien lui dire alors qu'on avait eu des résultats d'examen ; si on ne les lui donnait pas, c'est qu'ils n'étaient pas bons. Il était donc déjà préparé à une annonce difficile. J'ai demandé ce qu'il en était pour sa femme, est-ce qu'il pensait qu'on pouvait lui faire l'annonce, il a dit oui mais il nous a dit qu'il allait d'abord lui en parler avant que je puisse échanger avec elle.

Quand j'ai rencontré la mère, elle avait déjà l'essentiel des informations. Ils ont décidé de passer le peu de temps qu'il leur restait avec l'enfant. C'est ce qu'ils ont fait. Ils sont rentrés chez eux avec leur fille, avec certains soins à faire parce qu'on avait placé une sonde nasogastrique pour qu'on puisse l'alimenter, on devait la revoir la semaine suivante mais la veille du jour de la visite, le père m'a appelée pour me dire que leur enfant était décédée. Donc l'annonce, c'est difficile ; on ajuste en fonction des personnes mais c'est beaucoup plus dur à vivre quand on a soi-même des enfants. Tu mets le malade à la place de ton enfant, tu te mets à la place des parents, c'est difficile.

Ce qui nous permet de tenir malgré tout, c'est qu'il y a quand même des gens qui arrivent à s'en sortir. Et on se dit que même si le pourcentage est infime, il n'y a pas 100% d'échecs. Il y a un infime pourcentage de réussite. C'est pour ce pourcentage de réussite qu'on tient le coup et qu'on continue à essayer de faire avec les moyens du bord. Pourtant, on ne peut pas tout supporter et pour moi, au niveau des enfants, les situations sont dures émotionnellement, ce qui fait que je n'aurais pas pu continuer par exemple ma carrière en service d'oncologie pédiatrique. Parce que même si des médicaments sont disponibles, quand j'étais en service d'oncologie j'ai bien vu que la plupart des enfants viennent à un stade déjà tellement avancé de la maladie que dans la plupart des cas, lorsqu'on finit le traitement et l'enfant a reçu toutes les cures, soit le cancer est toujours là, soit il va régresser mais revenir quelques mois après. Et cette situation m'a tellement traumatisée en oncologie que quand j'en suis partie, comme j'avais très bien collaboré avec les pédiatres du service ils ont souhaité que je fasse une autre spécialisation en oncologie pour venir travailler avec eux mais j'ai dit non. Je ne me sentais pas, moralement je n'ai pas cette force-là.

Je me souviens, il y avait un enfant dans le service de pédiatrie où je faisais mon stage, une petite fille de cinq ans avec un lymphome de Burkitt[54] ; on s'entendait tellement bien... je remplissais la paperasse avec l'enfant sur mes genoux, quand elle devait recevoir la chimiothérapie par la colonne vertébrale on devait faire des ponctions, c'est un acte douloureux et le jour où elle devait recevoir sa chimio, si la pédiatre n'était pas là il fallait que ce soit moi qui lui mette cette dose. On était vraiment liées. Elle a fini toutes les cures et ça n'évoluait pas du tout correctement, le cancer était toujours là, on a repris les cures en utilisant des médicaments de plus en plus forts mais son état continuait à se dégrader. À tel point que j'ai dit au pédiatre du service : « *Ma prière c'est que le jour où elle va mourir, je ne sois pas là* ». Je ne voulais pas que ça se passe en ma présence. J'espérais même avoir fini mon stage dans ce service d'oncologie avant qu'elle meure, parce que je me disais que si elle mourait devant moi, alors moi-même j'aurais besoin d'une prise en charge psychologique.

Quelques semaines après, j'ai vu l'information disant que l'équipe de garde signalait le décès de la petite. Ce type de cancer, à

---

[54] Le lymphome de Burkitt ou leucémie de Burkitt est un cancer très agressif dont la prise en charge doit être la plus rapide possible. Il s'agit de la tumeur enfantine la plus courante en Afrique, avec un pic de fréquence entre six et sept ans. Elle s'attaque régulièrement à la mâchoire mais peut toucher les autres os du visage ou l'abdomen.

un certain âge ce n'est pas évident de le diagnostiquer tôt. Par exemple quand c'est encore un petit enfant à qui la mère donne le bain, elle peut remarquer une masse au niveau abdominal. Mais quand l'enfant se lave lui-même et s'il n'a pas mal au ventre, le cancer peut progresser sans que l'enfant ne le remarque, et encore moins la mère. À tel point que quand les parents peuvent le remarquer, c'est que la maladie a déjà atteint une certaine proportion. Et elle, malheureusement c'était au niveau du ventre. Sinon la localisation la plus fréquente pour ce cancer, c'est au niveau de la face, au niveau des joues. Là, dès que ça commence à pousser ça se voit. Malgré tout, certains parents vont quand-même faire des traitements traditionnels pendant des mois, pendant ce temps ça progresse rapidement et lorsqu'ils arrivent chez nous la maladie a déjà envahi le cerveau.

Heureusement, il y a d'autres cas qui se passent bien. Par exemple, il y a un petit garçon qui a été malade pendant plus de six mois en Côte d'Ivoire et les agents de santé ont tellement racketté son père qu'il n'avait plus d'argent, plus rien. C'était un Burkinabè installé en Côte d'Ivoire. Il a parlé de l'état de son fils à un de ses oncles qui vit à Ouagadougou, qui lui a dit de l'emmener au Burkina. Lorsqu'il est venu, les gens durant le voyage se permettaient de lui demander pourquoi il voyageait avec un cadavre tellement l'enfant était maigre, tellement il était évident pour eux que l'enfant allait mourir. Il est arrivé à Yalgado une nuit alors que j'étais de garde. L'enfant était dans le coma. La masse était tellement volumineuse ! Elle avait envahi le visage au point qu'il était complètement déformé, ça posait problème même au niveau de ses narines pour respirer, c'était monstrueux Isabelle, vraiment monstrueux. Son père est venu seul avec son enfant depuis la Côte d'Ivoire, il était tellement désespéré ! On a commencé la chimiothérapie et dès la première cure, l'enfant est sorti du coma ! Cet enfant a fini ses cures, il a été déclaré guéri et ils sont repartis en Côte d'Ivoire. Son corps a très bien réagi à la chimiothérapie. Et l'enfant a retrouvé son visage d'avant. On leur avait dit de revenir une fois par an pour qu'on fasse des examens pour s'assurer que ça ne revienne pas. Ils ont fait ça durant trois ans. Puis nous avons espacé les visites mais en leur disant que s'ils repéraient la moindre masse quelque part, ils devaient vite revenir. Ce cas, c'était vraiment spectaculaire et c'était très réconfortant. Parce que jusqu'à aujourd'hui, son père m'appelle depuis la Côte d'Ivoire pour me donner des nouvelles.

Ce sont ces cas qui me font tenir. Il faut savoir qu'à l'hôpital Yalgado, le plus ancien des trois CHU de Ouagadougou, on ne compte plus les articles qui décrivent les difficultés de cet hôpital. Par contre le changement se fait ailleurs, dans des structures plus récentes. Par exemple, il y a un CHU qui est dans le quartier Bogodogo. Il a été construit il y a une dizaine d'années par des Taïwanais[55], l'équipement est meilleur mais certains services de ce CHU ont une faible capacité d'accueil. Là-bas ils ont des règles de fonctionnement strictes : quand il n'y a pas de place, ils ne reçoivent plus les malades. Alors tu imagines, un accidenté qui doit être pris en charge dans un CHU, si dans les autres il n'y a pas la place, l'hôpital Yalgado est obligé de tous les prendre. Et ça rajoute de la charge…

Mais la population ne comprend pas, certains vont par exemple dire que quand tu as un problème de santé et que tu veux être opéré dans les hôpitaux publics on te fait attendre, les délais sont longs alors que le même médecin peut t'opérer rapidement dans une clinique. Evidemment qu'il peut le faire si là-bas les infrastructures fonctionnent ! Alors que dans un hôpital public, si un seul bloc fonctionne pour la traumatologie et pour la neurochirurgie alors que c'est là aussi qu'il faut prendre les urgences, programmer les malades… ça ne peut que se faire avec plusieurs mois de retard. Quand tu es programmé pour une intervention, le délai sera forcément long. Et ça peut être reporté à tout moment parce que si une urgence vitale arrive au moment où on te programme, tu vas encore attendre. Or la population pense que dans les structures privées, les gens gagnent de l'argent et c'est pour cela qu'ils délaissent les structures publiques. Alors qu'un radiologue qui est dans une structure publique, il fait des échographies, mais une fois qu'il a fini, le scanner ? Il n'y en a pas. Le temps qu'il devait prendre

[55] Il a été officiellement ouvert en 2017. La capitale dispose aussi du CHU pédiatrique Charles de Gaulle, un hôpital de référence en santé de la mère et de l'enfant inauguré en 2001. La construction d'un quatrième CHU de 500 lits est prévue dans la localité de Bassinko, dans la commune de Pabré.

pour interpréter le scanner, qu'est-ce qu'il fait ? Il s'asseoit pendant ce temps ? Alors que s'il va dans le privé où il y a un scanner qui fonctionne, non seulement ça va faire du bien à ceux qui ont la chance de pouvoir faire un examen dans cette structure privée, mais en plus ce médecin va avoir un peu d'argent. Et il va faire pleinement son métier.

C'est vrai que ce qui se passe dans certains hôpitaux est choquant. Les images que tu as vues dans la vidéo tournée au CHU Yalgado[56], c'est exactement pareil en pédiatrie. Là, ce sont les pagnes que les femmes mettent dans les couloirs, sous les escaliers et même sous les arbres pour coucher les enfants. Et on cherche juste quelque chose sur quoi accrocher la perfusion pour que ça puisse passer. Toujours au CHU Yalgado ! Jusqu'à il y a trois ans, quand le chef de service de la pédiatrie a été catégorique. Il a dit : *« On ne met plus un enfant à terre. S'il n'y a pas la place, il n'y a pas la place »*. On comprend le sens de sa décision mais le drame là-dedans, c'est qu'il y a des enfants qu'on renvoie chez eux pour mourir ! On comprend la logique de dire que ce sont des conditions inacceptables et qu'on ne les accepte plus. Mais comment on gère les effets ? Surtout que Yalgado est un hôpital de référence ! Quand les malades qui sont référés depuis d'autres structures arrivent, on les prend jusqu'à ce qu'il n'y ait plus de place. Alors heureusement, nous travaillons énormément avec les réseaux sociaux pour nous mettre en coordination, c'est récent. Dans chaque CHU il y a plusieurs groupes WhatsApp : par exemple il y a un groupe pour les médecins qui sont en train de se spécialiser. À Yalgado, nous avions aussi un groupe WhatsApp spécifique pour les médecins qui se spécialisent en pédiatrie au sein du CHU, un autre pour ceux du service de pédiatrie, etc. Ça permet de se renseigner sur les places dans les autres structures, pour y rediriger les malades. Par exemple, une équipe va dire : « *Dans ce CHU on a trois lits sans oxygène, deux lits avec oxygène* ». Un autre CHU dit ce qu'il a et ainsi de suite ; au fur et à mesure que les lits sont occupés, on donne

[56] Cette vidéo est mentionnée en introduction, elle montre la situation catastrophique de la prise en charge dans différents services, avec des patients parfois gravement accidentés allongés à même le sol dans l'attente d'une prise en charge.

l'information. Celui qui a annoncé qu'il n'a plus de place, on sait que quoi qu'il en soit, on ne peut pas envoyer un malade là-bas. Et maintenant que nous sommes pédiatres, nous sommes intégrés dans le groupe WhatsApp des pédiatres du Burkina. Nous dépassons la centaine[57]. Quand tu es de garde, ça sert aussi à avoir de l'aide. Par exemple tous les patrons sont aussi sur ce groupe et lorsque tu es face au cas d'un malade qui te dépasse, tu peux le présenter sur ce groupe, on te donne des suggestions sur la conduite à tenir. Lorsqu'aujourd'hui dans ma pratique à Koudougou j'ai un cas que je n'arrive pas à gérer, je ne sais pas quoi faire, je peux le présenter aux collègues et très vite les gens suggèrent de penser à telle maladie, de faire tel examen ou d'envoyer le malade dans telle structure. Je me déconnecte rarement, même la nuit. Et pendant la consultation, j'ai mon téléphone à côté de moi et dès que j'ai un petit doute sur quelque chose je préfère vérifier. Par exemple, j'ai mes cours sur mon appareil donc quand j'ai un doute sur la posologie d'un médicament, je clique directement sur mon cours et je vérifie, ou je regarde sur internet. Pour certains calculs aussi, par exemple pour calculer ce qu'on appelle la clairance de la créatinine, pour voir la fonction du rein, j'ai un logiciel avec une formule, je mets les paramètres et ça le calcule, ça me donne la valeur[58]. Il m'arrive aussi souvent pendant la consultation de demander des examens à un malade et si les résultats doivent arriver après mon départ de la structure de santé, je demande à la famille de prendre les résultats en photo et de me les envoyer par WhatsApp. Comme ça je peux réagir rapidement si besoin. Je peux dire par exemple à la famille de repartir rapidement aux urgences et le temps que l'enfant arrive, j'appelle l'équipe et je donne les instructions.

C'est un bon outil mais ça ne règle pas tout. Quand il n'y a aucune place dans les CHU ? Le malade est obligé de repartir dans la structure qui l'a envoyée. C'est terrible ! Terrible ! Il y a des

---

[57] 115 médecins pédiatres ont été formés au Burkina Faso et ont obtenu leur diplôme d'études spécialisées entre 2003 et 2016.

[58] Les applications de santé se développent de manière rapide en Afrique : pour géolocaliser les médecins à proximité, pour des prises de rendez-vous, pour des consultations, parfois pour le partage de dossiers médicaux entre médecins. Les start-up en e-santé se multiplient et on assiste à un foisonnement d'innovations sur le continent.

enfants qui sont partis de Dori, au nord du pays, vraiment loin, les agents de santé les ont référés pour anémie sévère, parce qu'ils n'ont pas de sang. Ils arrivent, il n'y a pas de place et on est obligé de les renvoyer d'où ils viennent. C'est terrible en tant que médecin et encore pire en tant que mère de famille. Parce que quand ils ont pris cette décision d'arrêter d'hospitaliser des malades quand il n'y avait plus de lit pour les recevoir, c'était un soulagement pour nous parce qu'il fallait se faufiler entre les malades dans les couloirs, il fallait se courber pour examiner un patient couché sur un pagne, physiquement c'est très compliqué. Dans un couloir qui n'est pas ventilé, où l'air ne circule pas, l'atmosphère est lourde, il y a des odeurs, avec cette chaleur il y a la transpiration, il est vrai que c'était difficile pour tout le monde, les agents de santé et les malades. Donc au début, nous nous sommes dit : « *Ouf, c'est vraiment très bien de ne plus mettre de malades à terre* ». Mais très vite lorsque nous avons commencé à être confrontés aux effets de la situation, lorsqu'il n'y a aucune place dans aucun CHU, c'était trop difficile. À tel point qu'à une de mes gardes, malgré le fait qu'ils aient déjà pris la décision de ne plus mettre de malade à terre, je me suis retrouvée avec dix personnes que j'avais mises à terre. Je ne pouvais pas les renvoyer, c'était trop difficile. Enfin on est médecin et on renvoie ? Et si c'était mon enfant ?

Mais quand j'ai fait ça, j'ai été interpelée par mes responsables, on m'a dit qu'il ne fallait pas que je fasse reculer la structure, qu'on ne pouvait pas faire un bon travail dans ces conditions. Et qu'il fallait qu'on dise non aux différents responsables des centres médicaux avec antenne chirurgicale qui référaient les enfants pour des problèmes de transfusion parce qu'ils étaient anémiés avec le paludisme, parce qu'ils ont des laboratoires qui ont la possibilité de faire des transfusions. Ils doivent veiller à avoir du sang pour transfuser ces enfants sur place. Mais ne plus mettre de patient à terre, c'est dans un monde idéal ! C'est vraiment dans un monde idéal ! En réalité, la pression que tu vas devoir supporter est énorme parce qu'il va falloir expliquer aux gens qu'ils doivent aller dans une autre structure et beaucoup ne sont pas prêts à ça, surtout lorsque ce sont des personnes qui ont quitté leur région, en général c'est le malade ou sa famille qui doivent payer la consommation du carburant dans l'ambulance depuis la structure d'origine jusqu'à

Ouagadougou, sauf pour les enfants de moins de cinq ans et pour les femmes enceintes. Alors si le chauffeur doit faire le tour des CHU pour trouver une place, c'est compliqué pour des gens qui ont peu de moyens. D'ailleurs dès qu'ils arrivent, certains chauffeurs déposent le malade et repartent aussitôt ; et quand tu dis qu'il n'y a pas de place, il est déjà parti. Ils abandonnent les malades comme ça... chacun essaie de voir l'intérêt pour lui, finalement.

Donc j'ai dû arrêter, je n'ai plus mis d'enfants à terre. Quand ce sont des tout-petits, c'est assez facile à gérer surtout s'ils n'ont pas besoin d'oxygène, on les aligne à plusieurs sur le même lit. Au moins on ne peut pas nous interdire ça ! Mais c'est plus compliqué pour ceux qui ont besoin d'oxygène parce qu'on n'a pas beaucoup de sources d'oxygène.

Ce contexte n'est pas facile à vivre pour les familles mais il n'est pas facile à vivre pour nous aussi. Parce que quand on manque de lits pour hospitaliser un enfant, les parents ne repartent pas comme ça sans rien dire ! Ah non ! Il y en a qui vont supplier, pleurer, d'autres vont s'énerver, vous insulter, je n'ai pas croisé une situation où les parents se sont tus et sont repartis tranquillement. Jamais. Donc nous sommes confrontés à des émotions lourdes, pas juste celles liées au décès d'un malade. Pour moi d'ailleurs, les situations émotionnellement les plus dures ne sont pas celles liées au décès d'un patient : le plus dur, c'est de ne pas accueillir un patient dans une structure de santé tout en sachant qu'il va aller mourir parce qu'on n'a pas pu l'hospitaliser par manque de place. Si l'enfant ne reçoit pas les soins il va mourir, et tu le regardes en disant aux parents de partir ? C'est terrible... Au moins ce qui me réconforte c'est qu'à Koudougou on n'a pas ces problèmes-là. Quand il n'y a pas de place on met le patient à terre et c'est tout. On n'a pas cette pression de devoir affronter les gens à qui il faut dire : « *Repartez chez vous avec votre enfant* ».

Je me souviens qu'une fois, je suis arrivée à l'hôpital, j'avais fini ma spécialisation, j'avais passé les examens, tout était validé et nous devions nous concentrer sur nos mémoires. Mon thème était tel que je devais être à l'hôpital tous les jours. Un dimanche matin je suis arrivée et un monsieur m'aborde avec sa fiche de référence. Il explique qu'il est là depuis la veille avec son enfant, l'enfant n'a pas reçu de soins et au moment où il s'adressait à moi, il était dix heures. Je me suis dit qu'il ne pouvait pas être là depuis la veille sans qu'on consulte son enfant. Je prends sa fiche et effectivement c'était une fiche d'évacuation, il était venu de Dori. Je dis : « *Mais l'enfant est où ?* ». Il me répond que l'enfant est à la mosquée de l'hôpital Yalgado. Il m'explique qu'ils sont arrivés la veille et que l'équipe leur avait dit qu'on ne pouvait pas les recevoir parce qu'il n'y avait pas de place ; ils ont demandé au chauffeur de les amener dans un autre CHU, il a refusé, il les a déposés et il est reparti. Les parents ne connaissent pas Ouagadougou, ils n'ont pas de famille ici, ce sont des musulmans, le seul coin où ils ont senti qu'ils pouvaient se coucher, c'était la mosquée. Ils s'y sont couchés avec l'enfant.

Alors là j'ai failli pleurer devant le monsieur ! Je me suis entretenue avec l'équipe qui était là et effectivement il n'y avait pas de place pour hospitaliser l'enfant. Il restait un lit mais on nous avait interdit de l'utiliser parce que si un enfant arrivait en très mauvais état, il fallait qu'on puisse stabiliser son état sur ce lit avant de l'envoyer ailleurs, pour que ce ne soit pas fatal pour lui. Ce lit servait uniquement à ça. J'ai dit à l'équipe d'y mettre l'enfant et que j'assumerais si quelque chose arrivait à cause de l'occupation de ce lit par cet enfant. Quelques heures après, un des enfants hospitalisés est décédé, c'était malheureux mais moi j'ai eu une place pour cet enfant, il était dans un coma profond, je savais que ce serait difficile qu'il s'en sorte parce que depuis la veille couché dans une mosquée, il n'avait pas été alimenté, il n'avait pas eu de perfusion… donc on a commencé sa prise en charge mais il lui fallait du sang. L'équipe a couru partout, il n'y avait pas de sang disponible sur place… mais je me suis dit qu'au moins, lorsque l'enfant allait mourir, il fallait que les parents aient une petite note positive dans le cœur. Il ne fallait pas que l'enfant meure sur cette situation terrible : ils sont arrivés, on ne les a pas reçus, ils ont dû aller se coucher à la mosquée jusqu'à ce que l'enfant meure ! Je trouve que c'est inhumain.

L'enfant est décédé vers 17 heures. C'était triste mais les parents sont venus me remercier parce que j'ai fait quelque chose… Il avait le paludisme compliqué d'une anémie sévère ; il lui fallait du sang. C'était juste ça. Il lui fallait du sang. Toutes les structures ont les médicaments pour soigner le paludisme mais lorsqu'il y a un besoin en sang, toutes les structures n'en ont pas. Donc même si cet enfant avait été reçu la veille, à partir du moment où il n'y a pas eu de sang pour lui dans les 24 heures, il ne pouvait pas s'en sortir. Or il y avait des enfants qui étaient aussi en attente de sang et qui étaient là bien avant lui. En plus c'était une période de grève d'un syndicat de la santé autre que le SYNTSHA et toute la chaine qui doit recueillir le sang chez les donneurs, le traiter et le rendre disponible dans les centres pour les transfusions était dans ce mouvement de grève. Cette grève a été catastrophique pour la disponibilité du sang à Ouagadougou.

Voilà : on se trouve très souvent dans des situations dramatiques comme celle-là[59]. Nos conditions de pratique sont un peu comme dans des pays en guerre ! C'est le terme qu'on emploie entre nous ! On se dit qu'on fait de la médecine de guerre parce que nous n'avons pas des conditions normales de travail. Et pour des gens qui souffrent, qui ont besoin de compréhension, de compassion, nous nous trouvons nous-mêmes dans un état d'esprit tel que nous avons mille et une choses à gérer qui n'ont pas de lien direct avec la maladie, des problèmes d'infrastructures, de moyens… Non, en situation de paix ça ne devrait pas être comme ça.

---

[59] Un tout dernier cas m'a été décrit par le docteur Ouattara, celui d'un grand prématuré né le 7 février 2023 dans un petit CSPS. Déclaré en « avortement tardif » (il pesait 700 grammes), le personnel s'est pourtant rendu compte qu'il vivait quelques heures plus tard. L'enfant et la mère sont alors envoyés dans un centre médical, qui à son tour les a référés vers un des CHU de la capitale, à plus de 150 kilomètres. Trois hôpitaux n'ont pu hospitaliser l'enfant faute de couveuse disponible. Le chauffeur de l'ambulance a alors pensé à l'hôpital de Koudougou, faisant de nouveau 100 kilomètres pour espérer hospitaliser l'enfant s'accrochant toujours à la vie. Toute l'équipe s'est mobilisée et s'est battue avec l'enfant qui, le 8 mars, fêtait un mois de vie. Il est malheureusement mort quelques jours plus tard de complications sévères.

CHAPITRE 5. « LES ETHNIES ET LA CULTURE ENTRENT EN LIGNE DE COMPTE DANS LES SOINS »

Mes possibilités de soigner les malades sont liées à plusieurs aspects qui font que mon travail ne dépend pas que de moi. Il y a d'abord l'organisation du système de santé, j'en ai déjà un peu parlé. Ici, il est organisé en pyramide, avec à sa base les centres de santé sans médecin, les plus nombreux, jusqu'aux CHU où en principe sont délivrés les soins les plus techniques. Ce système est basé sur la délégation des tâches entre les infirmiers et les médecins parce qu'il n'y a pas suffisamment de médecins, donc ils ne peuvent pas prendre en charge tous les malades, notamment à cause de l'importance des pathologies infectieuses dans ce pays. En fonction de la période, le taux de fréquentation dans certaines formations sanitaires est vraiment énorme, ce qui fait que les infirmiers doivent prendre en charge les pathologies qui ne sont pas trop graves. Ça ne peut pas être autrement. Ça peut paraître étrange mais il faut bien se dire que les infirmiers ne le font pas de façon hasardeuse. Ils ont un document qu'on appelle le guide de diagnostic et de traitement et lorsqu'ils reçoivent un malade, ils suivent les items de ce guide. Par exemple, le malade qui se présente dit : « *J'ai des maux de têtes, j'ai de la fièvre* », l'infirmier regarde le guide et suit l'algorithme : quand il y a fièvre avec maux de tête, que faut-il faire ? En cas de maux de tête sans fièvre, que faut-il faire ? S'il est proposé un traitement, l'infirmier le fait ; s'il est proposé de référer le malade à l'échelon supérieur, il réfère. Pour les enfants de moins de cinq ans, il faut suivre les instructions d'un autre document, un autre guide basé sur la stratégie PCIME (Prise en charge intégrée des maladies de l'enfant).

Quand un malade est envoyé au niveau supérieur, les infirmiers remplissent ce qu'on appelle la *fiche de référence* ou *fiche d'évacuation* ; le malade arrive avec ça et lorsqu'il a été pris en charge, à sa sortie, le niveau supérieur remplit ce qu'on appelle la *fiche de contre-référence*. On le renvoie au niveau de la formation sanitaire qui l'avait référé chez nous et on leur dit : « *Nous avons reçu tel malade, vous aviez pensé à telle maladie or ici nous avons conclu à telle maladie et voilà le traitement donné* ». Ce fonctionnement permet aussi aux infirmiers de s'améliorer. Ça les amène par exemple à revoir certains diagnostics : si face à tel signe, ils ont pensé à telle maladie et qu'ils voient que nous avons diagnostiqué telle autre maladie, la fois suivante ils y penseront peut-être. Donc il y a une forme d'aide à leur formation finalement, dans ce système.

Alors est-ce qu'il y a des dérives ? Evidemment ! Enormément même. D'abord parce que certains infirmiers ne travaillent pas sur la base de ce document. C'est un premier problème. Ils font les choses comme ils les pensent. Et du coup parfois ils n'arrivent pas à référer le malade à temps à l'échelon supérieur. Je parlais précédemment de retard dans les prises en charge, et bien ils peuvent parfois y contribuer parce qu'ils essaient de faire ce qu'ils peuvent à leur niveau pour éviter des dépenses aux malades ; ils voudront coûte que coûte traiter le malade. Parfois c'est parce qu'ils croient qu'ils en ont les capacités. Et parfois, même s'ils décident de référer un malade, c'est lui qui refuse de partir dans une autre structure. Cette situation est très fréquente parce que lorsqu'on parle de référence, ça implique que le malade va devoir quitter son lieu de résidence habituel pour se retrouver là où souvent il ne connait personne, où il ne pourra pas trouver d'aide en cas de besoin. Si c'est un enfant, la famille va devoir s'organiser pour le suivre. Donc certains ont une réelle appréhension de ces références. Alors l'infirmier est obligé de faire ce qu'il peut. Ça engage sa responsabilité immédiate. Il ne peut pas dire : « *Bon, comme tu as refusé d'aller à l'échelon supérieur, repars chez toi* ». Si ça se passe bien, tant mieux, sinon ça peut malheureusement se solder par un décès. Mais on ne peut pas faire autrement.

Un autre souci est qu'il y a des pathologies compliquées que les infirmiers ont du mal à reconnaitre à temps. Ça pose un sérieux problème au niveau de la prise en charge parce que le malade est diagnostiqué très tardivement. Prenons un cancer assez fréquent chez les enfants, le cancer de l'œil qu'on appelle le rétinoblastome. Beaucoup d'infirmiers ne savent pas en reconnaitre les signes. Or si on le traite à temps, c'est curable. Mais certains vont voir ça et se dire que ce n'est rien alors que c'est un problème très grave. Donc le fait que le malade doive d'abord aller consulter dans un centre de santé auprès d'un infirmier avant de consulter un médecin, ça peut permettre une prise en charge rapide parce que ces centres sont implantés dans les villages donc en de nombreuses situations ça permet aux patients d'être pris en charge sur place. Mais il y a aussi des risques que les infirmiers passent à côté de maladies graves et lorsque les patients arrivent jusqu'à nous, la maladie est déjà avancée. Mais dans la majorité des cas ça se passe bien, les problèmes de santé courants qui amènent les malades vers les centres de santé peuvent être pris en charge par les infirmiers

Bien sûr lorsqu'un malade nous arrive trop tardivement pour qu'on puisse le soigner, on vit cette situation comme un échec. C'est un échec à deux niveaux. D'abord je trouve que c'est beaucoup plus facile à supporter quand tu vois un décès lié à une maladie qui était fatale, ou très grave ; tu sais que le pronostic n'est pas bon et qu'il n'y a pas grand-chose à faire. Donc lorsque quelqu'un meurt dans ces conditions, c'est dans l'ordre des choses en quelque sorte. Mais quand quelqu'un meurt à cause d'un problème de moyens, à cause d'un problème d'organisation ou de fonctionnement entre les personnels de santé, c'est déplorable. Mais on est obligé de se forger une carapace parce que ce sont des situations que nous sommes amenés à vivre régulièrement. Il faut réussir à gérer ce que nous pouvons gérer. Et ce que tu ne peux pas, tu fais avec.

Il faut aussi parler des responsabilités des parents qui amènent tardivement leurs enfants en consultation. Ils manquent d'argent, c'est sûr. Mais même celui qui n'a pas les moyens pour se prendre en charge, je préfèrerais qu'il fasse d'abord le pas vers la formation sanitaire et s'il n'a pas gain de cause parce qu'il est pauvre, s'il n'a pas pu avoir une consultation, payer une ordonnance ou réaliser des examens parce qu'il est pauvre, là je me dis que sa responsabilité est limitée. Mais c'est différent pour celui qui reste assis à la maison ! D'abord il n'a pas une idée de combien vont coûter la consultation puis les examens et les médicaments. Il ne le sait pas mais d'office il va décider qu'il ne peut pas payer. Alors la famille va préférer faire de l'automédication, un traitement à base de plantes, de décoctions en espérant que ça marche. D'ailleurs lorsque je donne de l'argent à des malades pour compléter ce qu'ils ont pour qu'ils puissent réaliser des examens ou payer un médicament, c'est envers ceux qui ont vraiment la volonté de se soigner ou de soigner le membre de leur famille qui en a besoin. Mais les gens à qui tu donnes une ordonnance et qui d'office, sans même la regarder disent : « *Je n'ai pas d'argent* », ça m'énerve ! Tu n'es même pas allé voir en pharmacie combien coûte le médicament. Là, je peux dire que c'est de la mauvaise volonté.

Alors pour apprécier l'attitude des parents face aux soins et aux dépenses, je commence par les petites questions : je dois savoir si c'est quelqu'un qui veut vraiment que son enfant guérisse ou s'il est juste là parce qu'on lui a dit de venir, et de toute façon si son enfant meurt, il en a d'autres ! C'est ce que je cherche d'abord à savoir parce que ceux qui sont là seulement parce qu'ils doivent être là, ce n'est pas facile. Je regarde aussi s'ils achètent les produits prescrits ; ou bien, quand le parent n'est pas là, quand il revient est-ce qu'il prend des nouvelles ? Parce que chaque fois je leur explique : « *Voilà aujourd'hui comment va ton enfant, c'est mieux, ou stable ?* », bref je donne des nouvelles mais en même temps je cherche à savoir comment le parent réagit. Sa réaction me dit s'il s'intéresse à son enfant ou pas. Par exemple, je demande : « *Au début quand vous êtes venu ici, quel était l'état de votre enfant ?* ». Parce que ce n'est pas forcément moi qui ai reçu l'enfant lorsqu'il est arrivé. Bien sûr, il y a le dossier médical, mais les parents peuvent mieux expliquer certains éléments. Je prends un cas banal de ballonnement, le médecin qui a reçu l'enfant peut écrire dans le dossier que l'abdomen a augmenté dc volume. À la consultation je peux voir que l'abdomen est toujours augmenté, mais comme je n'ai pas vu l'enfant lorsqu'il est arrivé, les parents peuvent me dire : « *Docteur ça a quand même diminué par rapport à hier, ou ça a augmenté, ou ça reste stable* ». Donc je cherche s'ils ont des choses à dire sur l'évolution de leur enfant. Certains posent beaucoup de questions même s'ils ne connaissent pas la médecine ; je me dis que ceux-là veulent savoir, s'intéressent. Pour d'autres, alors que tu leur parles de leur enfant, tu as l'impression que tu leur fais perdre leur temps, tu sens une certaine impatience…

Alors je cherche à comprendre et franchement on voit surtout ce phénomène quand c'est une tierce personne qui doit dépenser de l'argent pour un malade. Je prends le cas des enfants. C'est l'enfant qui est malade, qui souffre et qui sait à quel point il souffre ; mais ce sont les parents qui doivent acheter les médicaments. Et même mieux : la plupart du temps ce sont les hommes qui ont cette position qui leur permet de dire : « *Non, je n'ai pas d'argent, je n'ai plus rien alors on laisse tomber, on ramène l'enfant à la maison* ». Ce sont les pères. Les mères, à partir de ce que je vois, sont prêtes à tout. À tout… Mais ce sont les pères ! Et en général, quand ils insistent pour partir, parfois la femme pleure parce qu'elle n'est pas d'accord mais ici certaines femmes n'ont pas le choix. C'est l'homme qui choisit parce que c'est l'homme qui a les moyens financiers la plupart du temps. Donc si de son côté la femme n'a pas de moyens financiers, lorsque l'homme dit que c'est fini, qu'il n'investit plus rien pour les soins, tu ne peux que pleurer… tu vas continuer avec quoi ? Le médecin peut être pris à partie dans cette situation ; c'est aussi notre quotidien qu'une femme nous demande de l'aider à faire changer d'avis son mari. Et pour les hommes les plus déterminés, certains vont dire à la femme : « *Si tu ne me laisses pas partir avec l'enfant, je te laisse ici, je pars à la maison et je vais mettre tes effets dehors.* » Voilà… On essaie de les raisonner, certains arrivent à accepter après dure négociation. D'autres sont catégoriques. Une fois qu'ils ont décidé de partir, ils partent.

Moi je me dis que c'est peut-être parce qu'ils ne connaissent pas les douleurs de la maternité. Et puis la plupart ont beaucoup d'enfants tout comme ils ont plusieurs femmes et je pense que ça a un impact. Du coup, ce n'est pas qu'ils ne tiennent pas à leurs enfants, ce n'est pas ça du tout ; mais je me dis que pour un homme qui a huit enfants, la relation qu'il a avec ses enfants n'est pas la même que s'il n'en a qu'un seul ou deux. S'il sait que c'est son unique enfant, il est prêt à tout pour qu'il vive. Par contre s'il en a huit ou neuf, il peut rapidement faire le calcul : pourquoi dépenser beaucoup sur celui-là alors qu'il y en a encore d'autres qui sont là… Honnêtement, c'est ce sentiment que j'ai, cette impression-là avec les hommes qui sont dans cette position. Il y a des gens qui ont de l'argent, ils ont des moyens pour prendre en charge leur famille mais ils ne veulent pas dépenser, en tout cas pour la santé de leur enfant. Alors je me dis d'accord, c'est parce que ce n'est pas toi qui es malade. Si c'était toi, c'est sûr que tu n'allais pas rester avec cette douleur ! Je ne peux même pas donner un exemple particulier tellement c'est fréquent ! Il ne se passe pas une semaine sans que je rencontre un cas comme ça, sans avoir quelqu'un qui dit : « *Je ne peux plus, je préfère repartir à la maison et continuer avec le traitement traditionnel* ».

Il est vrai que tous ceux qui demandent à rentrer chez eux ne font pas forcément preuve de mauvaise volonté. Mais pour les autres, ma réaction est que j'explique jusqu'où la situation peut aller s'il n'y a pas de prise en charge. Je dis que ça peut s'aggraver, évoluer vers la mort. Et je poursuis en disant que ce serait déplorable de laisser la personne mourir alors qu'on peut faire quelque chose pour elle. Par exemple, tu es en train de rédiger une ordonnance ou un bulletin d'examen et un parent te dit d'office : « *Je n'ai pas d'argent donc ce n'est pas la peine de prescrire* ». Sans même chercher à savoir combien ça va coûter. Je me dis qu'une personne de bonne volonté va prendre la prescription, va aller se renseigner puis reviendra t'expliquer : « *Voilà, on m'a dit que tel examen coûte tant, ou telle prescription et je n'ai pas cette somme, voilà la somme que j'ai* ». Dans de telles situations il nous arrive de voir si on peut utiliser un médicament de substitution, ou si on a demandé un examen, on se réinterroge pour voir si on ne peut vraiment pas s'en passer. Bien sûr, il y a des gens qui sont vraiment, mais vraiment, démunis ; dans toute une année, ils ne peuvent pas produire quelque chose qu'ils peuvent vendre pour retirer 30000 francs CFA ! Des personnes dans une telle précarité ne sont pas responsables de ne pas aller vers les centres de santé. Quand tu n'arrives même pas à avoir deux bons repas par jour et que tu tombes malade, ta priorité n'est pas d'aller dans un centre de santé alors que tu sais que tu vas devoir payer la consultation, les médicaments, les examens. Pour ces gens-là, leur responsabilité est vraiment limitée parce que c'est comme si on disait qu'ils sont démunis par leur faute. Alors que non.

Leur responsabilité est aussi limitée lorsqu'ils ne remarquent pas certains signes qui auraient pu les alerter sur une maladie. Par exemple au niveau de notre unité en néonatologie, nous avons beaucoup d'hospitalisations ces temps-ci, on atteint les quarante enfants alors que la capacité d'accueil est autour de vingt. Pendant la chaleur les nouveau-nés font beaucoup d'ictères ! Dans ces cas-là nous faisons une photothérapie, c'est un appareil qui diffuse une lumière spéciale qui a la capacité de détruire la bilirubine qui fait que les enfants deviennent jaunes. Normalement l'enfant doit être sous cette lumière en continu pour que l'effet soit rapide mais nous n'avons qu'un seul appareil de photothérapie donc c'est difficile de faire plus d'une séance de trois heures par jour pour chaque enfant. Et nous passons d'un enfant à l'autre. C'est déjà bien qu'on ait au moins un appareil parce que cette substance-là est dangereuse lorsqu'elle atteint un certain niveau dans le sang ; elle peut même être mortelle, elle peut aussi détruire les noyaux gris centraux au niveau du cerveau et l'enfant va se retrouver en situation d'encéphalopathie. C'est difficile pour les parents de le remarquer, surtout s'ils sont parents pour la première fois, parce qu'ils n'ont pas d'éléments de comparaison ; ils peuvent penser que ce qu'ils voient est normal.

Il est vrai que dès la maternité quand une femme accouche, avant de la laisser partir à la maison, la sage-femme et le gynécologue sont censés expliquer ces signes, à savoir que dès que l'enfant devient jaune, il doit être amené rapidement en consultation. Mais ce n'est pas évident à reconnaitre au niveau de la peau, surtout pour des nouveau-nés qui ont déjà un teint sombre au bout de quelques jours, comme ce sont des enfants de Noirs. Donc c'est au niveau des yeux que les parents peuvent commencer à voir que la partie de l'œil qui doit être blanche n'est pas si blanche que ça mais plutôt jaune. Sinon la plupart du temps, c'est lorsqu'il y a un élément associé à cette coloration jaune que les parents viennent consulter rapidement, par exemple quand il y a de la fièvre ou lorsque l'enfant n'arrive plus à s'alimenter. Chez certains enfants aussi, ce problème peut être découvert lors d'un contrôle. Par exemple lorsque les femmes accouchent, la sage-femme demande à les revoir le septième jour avec l'enfant et lors de cet examen systématique du septième jour, certains agents de santé constatent que le corps de l'enfant est jaune et ils l'orientent vers le médecin. On leur explique que c'est une substance qui est dans le corps de l'enfant en quantité importante, voilà pourquoi le corps ou les yeux sont jaunes. On leur dit que si cette substance n'est pas éliminée rapidement c'est très dangereux, et qu'il faut faire des examens pour voir le niveau de la substance pour ajuster le traitement. Si ce n'est pas très élevé, on ne va pas hospitaliser l'enfant, on va seulement l'hospitaliser si ça atteint un certain niveau. Et on leur explique comment marche la photothérapie et pourquoi il faut qu'on le fasse. J'explique : *« Au début, la substance était à tel niveau, aujourd'hui soit ça n'a pas changé, ou ça a diminué ou augmenté ».*

Moi j'explique les choses. Expliquer, c'est essentiel. Mais je le fais avec des phrases simples. Par exemple en général nous ne donnons pas le nom médical de la maladie parce que de toute façon la majorité des gens ne sont pas instruits donc il faut utiliser des termes qu'ils peuvent comprendre. Ça ne sert à rien de leur sortir un terme médical qu'ils ne pourront même pas prononcer, ne parlons pas de pouvoir le retenir ! J'explique le plus possible mais sans détail. Je passe par la gravité potentielle, en me servant de ce que les familles ont dans leur environnement pour les amener à suivre ce que je dis. C'est différent avec ceux qui sont instruits. À eux, nous disons clairement les noms, nous pouvons donner des explications précises. Donc j'adapte mon langage en fonction de ce que je repère en posant des questions, parce que quand les parents viennent, nous prenons l'identité de l'enfant, des parents, leur profession, mais ce n'est pas parce qu'une personne s'exprime bien en français qu'elle a été scolarisée. Donc j'aime demander aux parents s'ils ont été scolarisés, jusqu'à quel niveau et en lien avec ce que j'apprends, en fonction du niveau d'instruction et de ce qu'une personne est capable de comprendre je choisis mon langage. Parce que pour quelqu'un qui a suivi une instruction durant laquelle par exemple on lui a parlé de globules rouges, ce n'est pas la même chose que quelqu'un qui n'en a jamais entendu parler. Ce n'est pas la peine d'embêter cette personne en allant lui parler de globules rouges, de leur destruction ! Je dis : « *Il y a une substance dans le corps de l'enfant, qui fait que c'est comme ça* ».

Il y a beaucoup de choses qu'on reproche aux médecins au Burkina Faso par rapport à l'insuffisance de communication avec les patients. Or me concernant, chaque fois je me mets à la place du malade. Je me dis que si c'était moi, j'aurais aimé savoir ça ou ça. Donc quand je finis la consultation je demande aux parents s'ils ont des questions ; je dois leur donner l'occasion de s'exprimer parce que s'il reste des zones d'ombre je ne le saurai pas, ils ne diront rien. Je me dis qu'expliquer, ça permet au malade ou aux parents d'un malade de participer à sa prise en charge. Par exemple j'ai remarqué que certains collègues, quand il s'agit d'un prématuré, font la visite et disent juste à la mère : *« C'est bon, aujourd'hui tout va bien, courage, continuez comme ça »*. Moi, je fais toujours la comparaison au niveau du poids. Parce que quand on garde les prématurés pour la grande majorité, c'est parce qu'on veut qu'ils atteignent un certain poids avant de les laisser partir. Et on explique ça aux parents. Tous les jours ou tous les deux jours en fonction des problèmes que l'enfant a, on fait la pesée. Et quand je fais la visite, je prends chaque fois le poids antérieur, je le compare au poids du jour et je dis à la mère par exemple : *« Aujourd'hui c'est très bien, votre enfant a pris tant de grammes »*, ou à l'inverse s'il n'y a pas eu de gain pondéral ou même s'il y a eu une perte, j'explique à la mère que l'enfant a perdu du poids et qu'on doit revoir ensemble ce qui n'a pas marché, ce qui s'est passé : est-ce que l'enfant s'alimente bien, est-ce qu'il faut lui donner davantage la tétée, etc.

Du coup ça me prend beaucoup de temps quand je fais la visite, mes collègues trouvent que je suis lente, pas forcément des pédiatres, il y a aussi des médecins généralistes qui sont avec nous et qui trouvent que je suis lente. Je suis toujours avec le premier malade pendant que d'autres sont déjà sur leur deuxième ou troisième malade. Pour eux, prendre le temps, c'est perdre du temps. Et je me rends compte que certains ne font pas de référence par rapport à l'évolution du poids dans le dossier. Ils se disent que le poids est pris tous les jours et que c'est noté. Oui, c'est noté, mais quelle analyse tu fais de ce poids qui est pris ? Quelles conclusions tu tires ? Et quelle place tu donnes à la famille qui est là, qui attend de comprendre ce qui se passe ? Mais non, certains vont juste voir la partie médicale ; on examine l'enfant, il n'a rien, c'est bon, on va vers un autre malade. Ils ne donnent aucune information au patient ou à la famille. La question que je me pose est : est-ce qu'ils regardent le poids sans dire quoi que ce soit ou est-ce qu'ils ne le regardent même pas ?

On estime aussi que j'écris trop. Parce que je me dis que la meilleure preuve que tu peux donner de ce que tu as fait, de ce à quoi tu as pensé, c'est de le matérialiser par écrit, d'en laisser une trace. Il y a eu par exemple plusieurs situations où tu te rends compte après coup que l'enfant a fait des arrêts cardio-respiratoires, il a été réanimé mais rien n'a été noté dans le dossier ! Je passe du temps à leur dire que toute chose qui n'a pas été notée n'a pas été faite.

Comment vas-tu expliquer que tu l'as fait s'il n'y a pas de trace ? En plus, ça ne nous permet pas de voir l'évolution de l'enfant à travers le dossier. Par exemple quand tu arrives un matin et que tu apprends qu'un enfant est décédé, tu prends le dossier et tu ne peux pas comprendre ce qui s'est passé puisque rien n'est consigné. Alors qu'en échangeant avec l'équipe, tu te rends compte que beaucoup de choses ont été faites mais ça n'a pas été noté. De sorte que le décès de l'enfant va parfois surprendre alors qu'il y avait des signes annonciateurs mais ils ne sont notés nulle part, donc on les perd. Lorsque l'équipe de garde change, elle ne peut pas avoir ces données. Vraiment, le dossier doit comporter tout ce qui a été fait. Il est essentiel pour l'histoire du malade, pour évaluer son évolution et il permet des traces écrites qui à leur tour permettent de reconsidérer ce qui s'est passé. Elles sont importantes aussi parce que ça prouve que des choses ont été faites.

Il y a pourtant obligation de tout noter mais personne ne viendra dire quoi que ce soit si ce n'est pas fait. Les chefs de service le disent par contre. Mais malgré tout ça continue. En fait, on fonctionne dans l'instant, comme si tout ce qui avait été accumulé disparaissait.

Ce qui impacte aussi beaucoup notre capacité à bien soigner, c'est que la majorité de la population burkinabè a cette idée que la cause de la maladie est toujours mystique. Il y a toujours quelqu'un ou un mauvais esprit qui va être responsable. Ça pose un sérieux problème parce que tu ne peux pas les convaincre du contraire. Tu ne peux pas ! À Koudougou par exemple, un jour un monsieur est venu, il s'est adressé à moi gentiment, poliment, pour me dire de l'excuser, parce qu'il est venu avec son enfant à dix heures et on a bien reçu son enfant, il a eu des soins mais ce qu'il demande maintenant, c'est qu'on lui redonne son enfant pour qu'il le ramène à la maison. Parce que quand il est venu à l'hôpital, il ne savait pas ce qu'avait son enfant. Mais les vieux de sa famille viennent de l'appeler pour lui donner l'origine de la maladie et ils ont le médicament. Et la maladie qu'ils ont trouvée ne peut pas être soignée par les médecins ; ils ne la connaissent pas et n'ont pas le médicament. Donc il m'expliquait qu'il fallait que je le laisse repartir avec son enfant sinon il allait mourir.

J'ai sorti les résultats qu'on avait réalisés, qui avaient confirmé que l'enfant souffrait d'un paludisme et qu'il avait besoin d'être transfusé parce qu'il était anémié. Il me dit : « *Oui, il ne discute pas ça mais il faut le laisser partir avec son enfant sinon il va mourir* ». Alors j'ai pris le dossier de l'enfant, j'ai écrit les propos du monsieur, je lui ai demandé de signer, ce qu'il a fait, et l'infirmière qui était à côté de moi était étonnée que je cède comme ça, que je laisse partir l'enfant. Comme le monsieur s'était adressé à moi en mooré[60], elle savait que je ne comprenais pas très bien cette langue donc elle m'a demandé : « *Est-ce que vous avez vraiment compris ce qu'il a dit* ? ». J'ai dit : « *Oui, j'ai compris. Mais ce monsieur a dit quelque chose de très important : il est convaincu que si je ne le laisse pas partir avec son enfant, il va mourir* ». Et j'ai demandé à l'infirmière : « *Il y a combien de cas d'enfants qui meurent du paludisme ici ? Ils sont nombreux. C'est la première cause de mortalité dans les centres de santé. Alors si je garde l'enfant et qu'il meurt de paludisme, le monsieur va m'en vouloir toute la vie, il va penser que comme je ne l'ai pas laissé partir avec son enfant, c'est pour cela que son enfant est mort* ». Et j'ai expliqué au monsieur : « *Quand vous allez partir pour faire votre traitement, si vous estimez que nous aussi, nous pouvons faire un traitement qui peut aider l'enfant, vous pouvez toujours revenir* ». Il a dit qu'il avait compris, il a pris son enfant et il est parti. La suite, je ne la connais pas. Mais ce que je craignais pour cet enfant, c'est que si je le gardais et qu'il mourait de paludisme, comme ça arrive fréquemment, le père m'aurait accusée.

En fait, ce n'est pas simple de décider de ce qu'il faut faire dans ces conditions. Déjà, tout dépend de la façon dont la personne va aborder le sujet. Si elle le fait de telle sorte que tu sens la possibilité de la convaincre de rester, tu le fais. J'ai par exemple eu le cas d'un enfant à l'hôpital Yalgado, c'était un cas de méningite et l'enfant était dans le coma ; un coma vraiment profond. Son père a demandé à partir parce qu'il nous disait qu'il savait que l'âme de son enfant était déjà partie. Il disait qu'il sentait que l'enfant n'était plus parmi nous et en plus, il n'avait plus les moyens de payer les frais d'hospitalisation. Je lui ai dit que je le comprenais parfaitement

[60] Cette langue est parlée par les Mossi, l'ethnie majoritaire au Burkina Faso.

parce que le cas était inquiétant. Et le père rajoutait que si l'enfant mourait, il serait dans l'obligation de ramener un corps jusque dans son village, or c'est plus facile de transporter un malade que de transporter un corps. Alors je lui ai demandé juste trois jours de plus pour continuer le traitement. S'il n'y avait aucune amélioration, s'il voulait toujours partir, je le laisserai partir. Nous avons pris cette base mais il me disait que de toute façon il n'avait plus d'argent pour soigner l'enfant à l'hôpital.

Je me suis dit que cet homme ne voulait plus payer de soins parce qu'il pensait que l'enfant était déjà mort. Alors je me suis débrouillée pour trouver le traitement pour l'enfant et au bout du troisième jour quand je suis arrivée, le père m'a accueillie avec un sourire en me disant qu'il sentait que l'enfant commençait à réagir et vraiment, il sentait qu'il y avait de l'espoir. Je lui ai dit : « *Bon, son âme qui était partie est en train de revenir alors ! Donc on continue ce qu'on a commencé ?* ». Il a dit oui et c'est ce qu'on a fait. L'enfant a été complètement rétabli et ils sont partis. Ce cas montre qu'on est obligé d'avoir des sortes de stratégies en fonction de ce que la personne présente comme raison de la maladie. En Europe, les médecins n'ont pas à gérer ce type de problème. Mais chez nous, les ethnies et la culture entrent en ligne de compte dans les soins.

Par exemple les Peuls sont généralement très anémiés. Ce sont des gens qui supportent des forts taux d'anémie. Une femme Peul qui vient pour accoucher peut avoir 2 grammes d'hémoglobine alors qu'elle devait être à 14 grammes, et c'est la même chose pour les enfants venant de cette ethnie. Leur anémie est beaucoup liée à leur régime alimentaire qui est surtout basé sur le lait et les céréales ; ce sont des éleveurs et ils tiennent tellement à la vie de leur bétail, peut-être même plus qu'à la vie de leurs enfants, qu'il n'y a pas de possibilité pour eux de tuer un animal pour la consommation. Ils vont le vendre mais pas le tuer pour le consommer. Donc ils ont très peur de faire des dons de sang alors qu'ils sont de gros consommateurs à cause de ces anémies. En fait, les Peuls sont majoritairement très minces de corpulence et ils sont convaincus que la quantité de sang est liée à la corpulence. Donc ils se disent que puisqu'ils en ont déjà peu, ils ne peuvent pas donner leur sang. Et lorsqu'on est vraiment en rupture, que la banque de sang ne peut rien faire, on demande aux familles des enfants d'aller faire des dons de sang qu'on appelle des *dons familiaux*[61] pour voir si quelqu'un de la famille est compatible pour qu'on puisse prélever du sang chez cette personne. La banque de sang de Ouagadougou ne fait pas les dons familiaux mais dans les provinces, il y a certaines localités où on s'appuie essentiellement sur ces dons. Or avec un enfant venant de l'ethnie Peul, c'est très difficile d'avoir du sang venu de sa famille pour lui.

J'ai une collègue qui m'expliquait justement qu'elle rencontre énormément de cas d'anémie et la plupart sont des Peuls ; elle travaille dans un hôpital régional à Tenkodogo[62]. Elle me racontait qu'elle a reçu un enfant très anémié et elle n'avait pas de sang, elle n'avait aucune solution. Donc elle demande à la mère d'aller se faire tester pour voir si elle était compatible et si oui, on prendrait son sang. La mère a répondu qu'il n'en était pas question parce qu'alors qu'elle venait avec son enfant, son mari lui avait bien dit que si on lui demandait de donner son sang, il ne fallait pas accepter. C'est ahurissant ! Le sang, ça ne se vend pas en pharmacie mais pour eux, ça ne doit jamais être eux qui donnent. Parce que dans leur ethnie, ils sont naturellement faibles comme ils le disent donc il n'y a pas de raison qu'ils donnent leur sang. Ils sont prêts à voir mourir un membre de leur famille plutôt que se sacrifier pour donner un peu de sang pour sauver cette personne. Sans doute qu'ils se disent qu'eux-mêmes vont mourir s'ils donnent, je comprends leur croyance mais on a beau leur expliquer que ce n'est pas lié à la corpulence, non... c'est difficile.

Je dois dire que moi aussi je croyais en beaucoup de choses étant jeune mais ça a disparu avec ma formation. Chez nous par exemple, une même maladie peut avoir plusieurs causes. Je me rappelle quand j'étais petite, pendant la période des mangues on nous disait : « *Attention, il ne faut pas manger trop de mangues sinon tu auras le*

---

[61] En Afrique subsaharienne, les donneurs bénévoles réguliers ne représentent qu'un petit pourcentage des dons de sang. L'absence de politiques nationales pour la mise en place de programmes de sécurisation et de disponibilité des pratiques transfusionnelles, via par exemple les collectes mobiles régulières, en est l'une des causes. La pratique du don familial est par conséquent courante.

[62] C'est une commune qui se situe dans la région Centre-est.

paludisme ». Donc la consommation excessive de mangues est censée provoquer le paludisme tout comme la consommation d'huile est censée favoriser le paludisme. Quand tu consommes beaucoup d'arachides, on te dit que tu vas commencer à tousser et tu auras une maladie pulmonaire ! Et même, chez nous il y a certaines maladies dont on dit qu'elles sont dues à des génies, l'épilepsie[63] par exemple. Le fait d'avoir fait la médecine m'a permis d'avoir une autre représentation de la chose ; ça me permet de changer mon rapport à la maladie parce que je comprends mieux. Je ne me contente plus de croire sans base scientifique, simplement parce que j'ai vu faire, ou j'ai entendu dire.

Malgré tout, il y a des aspects qui restent très riches dans nos cultures. Et le côté non rationnel, on l'a tous un peu. Mais par exemple quand je suis au bout de mes investigations, je me dis que c'est parce que je n'ai pas encore trouvé la cause. Je me dis aussi que si j'exerçais ailleurs avec la possibilité d'examens plus poussés, je trouverais la cause. Je prends un exemple. Une fois je suis allée faire ma garde et la collègue que je devais remplacer m'a passé un nouveau-né. De prime abord quand je l'ai vu, je me suis demandé pourquoi il était hospitalisé. Je ne trouvais absolument rien, tout était normal. Elle m'explique qu'elle avait gardé l'enfant à cause des antécédents de la mère. Cet enfant était le cinquième que la mère mettait au monde et les quatre autres étaient tous morts le 3ème jour après leur naissance. Pourtant, pour ces quatre enfants, il n'y avait eu aucun problème à la naissance. Mais le 3ème jour, ils sont morts avec de grosses difficultés respiratoires. Donc pour cette grossesse, le gynécologue qui les a suivis avait fait le maximum d'examens au niveau du couple, certains ont même été envoyés en Europe. L'accouchement s'est bien déroulé, on a pratiqué une césarienne pour être sûr que l'enfant n'ait pas de problème ; il est né et mon collègue me l'a confié. Huit heures après sa naissance, petit à petit l'enfant commence à avoir des difficultés à respirer. On l'a mis sous oxygène et de toute ma garde, j'ai détaché un étudiant en lui disant

---

[63] Sur cette pathologie particulièrement emblématique des différents modèles explicatifs pouvant être convoqués dans les représentations populaires pour donner du sens à cette maladie, lire l'ouvrage de Sophie Arborio, *Épilepsie et exclusion sociale : de l'Europe à l'Afrique de l'Ouest* (2009).

de rester auprès de cet enfant. On l'a surveillé comme le lait sur le feu jusqu'au matin. Puis j'ai continué dans mon unité. Le lendemain je suis revenue voir l'enfant, son état se dégradait encore alors que tous les examens qui étaient à notre portée étaient normaux. Et le troisième jour quand je suis revenue, son lit était vide. L'enfant était décédé. Ça a été la même chose que les autres : problèmes respiratoires jusqu'à mourir.

Mon premier réflexe a été de demander dans quel état était la mère. On m'a répondu qu'elle n'avait pas du tout pleuré, qu'elle avait déjà fait le deuil de son enfant depuis le jour où elle avait fait l'échographie quand elle était enceinte et qu'on lui avait donné le sexe de l'enfant. C'était un garçon, comme les quatre premiers. Donc elle s'était dit que ça allait se terminer comme pour les autres. Il parait que ce jour-là elle a énormément pleuré. Et les dames qui étaient dans la même salle que le nouveau-né et sa maman m'ont alors expliqué qu'il n'y avait rien à faire parce qu'il s'agissait du même enfant qui partait et revenait chaque fois, simplement pour fatiguer la maman. C'était comme ça qu'elles expliquaient les décès répétés des enfants dans cette famille. C'était toujours le même enfant... Moi, je suis convaincue que le problème était métabolique. Il devait y avoir un enzyme ou une substance que l'enfant n'arrivait pas à fabriquer. Quand il est dans le ventre de sa mère, comme c'est elle qui fabrique tout, elle arrive à lui procurer la substance en question pendant la grossesse mais quand l'enfant nait, son corps n'arrive pas à fabriquer cette substance sans doute essentielle sans laquelle il ne peut pas vivre. Mais comme on n'a pas fait d'autopsie, on est obligé de rester avec des hypothèses. Il aurait fallu faire des prélèvements sur l'enfant, les envoyer en Europe, ça coûte trop cher. Il parait que parfois, dans des familles où lorsqu'une femme perd beaucoup d'enfants en bas-âge, et surtout quand c'est le même sexe, on fait une marque sur le nouveau-né pour qu'il ne reparte plus ou pour qu'il ne revienne pas. Dans certaines ethnies on va couper une partie de l'oreille de l'enfant ou on va le scarifier, bref on lui fait une trace. Il parait que quand on fait cela, soit l'enfant reste, soit le prochain qui vient, revient avec la même marque et cette fois, il reste. Je pense que même dans mon ethnie, il y a des personnes qui pensent ça. Moi, je n'ai jamais vu d'enfant avec une marque. Mais pour les croyances on n'a pas besoin de preuves !

La sorcellerie est aussi très présente en Afrique et ça influence grandement chacun de nous parce que nous sommes dans un milieu où il y a tellement de gens qui y croient, et tellement de gens qui ont des pouvoirs de nuisance que même si tu n'y crois pas, tu es obligée d'en tenir compte[64]. Et pour ouvrir une parenthèse, concernant le décès de mon cousin[65], pour le moment la thèse la plus répandue est que c'est certainement un sacrifice humain : on pense qu'il a été mis à mort, alors que lui, un prêtre, ne croyait pas à ça, mais ce serait un sacrifice rituel pratiqué sur lui. Donc il y a des moments où, avec la peur ajoutée à certaines coïncidences, tu es amenée à te poser des questions. Je t'explique une situation que j'ai personnellement vécue, qui illustre ce rapport compliqué que nous avons tous avec la sorcellerie.

Manga, où j'étais médecin généraliste, est une localité qui est réputée pour sa sorcellerie à tel point que ma belle-famille ne voulait pas du tout que j'aille là-bas. Tout le monde avait peur qu'il m'arrive quelque chose. Mais j'y suis allée en me disant, sorcier ou pas, on fera avec. Et je me suis toujours dit qu'en respectant les uns et les autres, si je ne rentrais pas dans la vie privée de quelqu'un, il n'y avait pas de raisons qu'on s'en prenne à moi. D'ailleurs pour ce qui est des décès qui surviennent à l'hôpital, les gens se disent toujours que si l'enfant est mort, c'est la faute des dieux. Même si c'est eux qui ont gavé l'enfant de produits traditionnels, ils vont penser que c'est Dieu qui l'a voulu.

Un jour je reçois un élève en consultation, il était en plein examen de baccalauréat. L'élève était venu avec sa grande sœur et un surveillant de son établissement. Le surveillant me dit que ce jeune avait d'excellentes notes et il était même inscrit au tableau d'honneur depuis plusieurs années dans son établissement, donc il n'avait rien à craindre de cet examen. Pourtant le jeune garçon me

---

[64] Ceci est souligné dans de nombreux autres domaines, comme le développent parmi d'autres S. Fancello et J. Bonhomme dans un article intitulé "L'Etat et les institutions face à la sorcellerie" (2018).

[65] Le 19 janvier 2021, un cousin du docteur Ouattara, l'abbé Rodrigue Sanon, a été porté disparu alors qu'il se déplaçait en voiture vers Banfora depuis sa paroisse, située à Soubaganyedougou. Il a été retrouvé égorgé quelques jours plus tard.

sort une histoire vraiment abracadabrante : il m'explique que son problème, ce sont des céphalées mais surtout le fait qu'elles ne surviennent que pendant les sessions d'examen. Et il raconte que le premier jour lorsqu'on a distribué les sujets, il a commencé à composer et soudain, il a ressenti de violents maux de tête. Il s'est efforcé de composer jusqu'à la fin et quand il est sorti, les maux de tête se sont arrêtés. L'après-midi, de nouveau au moment où les sujets sont distribués, les maux de tête reprennent tellement forts qu'il a demandé à sortir, il a mis de l'eau sur sa tête, il a prié un peu et il est rentré pour terminer cet examen. Le jour suivant de nouveau, c'est le même scénario. Mais cette fois, les céphalées étaient telles que pour me décrire l'intensité de la douleur, il a dit que c'était comme s'il y avait des clous dans sa tête et qu'on utilisait une tenaille pour les arracher. C'était tellement intense qu'il avait des problèmes pour ouvrir les yeux. Donc cette fois il n'a pas pu composer. Voilà pourquoi le surveillant et lui étaient venus me voir : ils voulaient avoir un certificat médical en m'expliquant qu'il fallait le déposer avant la fin des épreuves pour qu'on l'autorise à faire la session de rattrapage. Et évidemment au moment où il était devant moi il n'avait plus rien.

Je l'examine, il n'y avait absolument rien. J'étais perdue ! Et j'étais le seul médecin ce jour-là. J'ai appelé mon patron en lui demandant conseil parce que je n'avais jamais vu un cas comme ça. Des certificats médicaux j'en fait souvent mais là, la situation était particulière puisque je ne diagnostiquais rien. Mon patron m'a dit de faire comme d'habitude. Donc j'ai relaté en totalité ce que ce jeune garçon m'avait dit, j'ai exposé les éléments de mon examen qui était totalement normal et j'ai conclu en disant que mon examen était normal à ce moment-là, mais je pensais que les avis d'un psychologue et d'un neurologue pourraient être nécessaires. J'ai ensuite suspendu tout ce que j'avais comme activité, je suis rentrée chez moi pour rédiger ce certificat puisque je l'avais manuscrit or il fallait le saisir correctement. Mais mon ordinateur ne s'est pas allumé. Je suis repartie au service pour emprunter un ordinateur, il n'y en avait pas. Je me dis bon, je voulais livrer ce certificat l'après-midi mais ce ne sera pas facile… Et brusquement à 18 heures mon ordinateur s'allume sans problème. Je rédige le certificat, je demande à mon patron de rester connecté pour que je le lui envoie par mail afin qu'il puisse amender. J'ai fini la rédaction vers 22h30, j'essaie en vain d'envoyer le mail, impossible de me connecter. Jusqu'au lendemain 6 heures, impossible de l'envoyer. Alors j'ai appelé mon patron pour lui lire ce certificat et voir ce qu'il fallait corriger. C'est comme ça que je l'ai complété. Puis je l'ai copié sur une clé et je suis partie chercher un endroit pour l'imprimer.

Manga à ce moment-là était encore une petite localité. Et j'avais donné rendez-vous au jeune à 10 heures à l'hôpital pour lui remettre le certificat parce qu'il devait le déposer avant 12 heures. Dans ma recherche d'endroit pour imprimer, je tombe sur un monsieur que je connais bien, je lui dis que je cherche à imprimer un document, il me dit de venir avec lui à son service, il l'imprimerait pour moi. Nous partons, il allume son ordinateur, introduit ma clé USB : elle ne s'affiche pas. On utilise un autre ordinateur, toujours rien. Là, il me dit que c'est la première fois que ça lui arrive. Et moi aussi je lui dis que c'est la première fois que cette clé ne s'affiche pas. Alors je me mets à lui raconter tous les trucs bizarres qui m'étaient arrivés depuis la veille et ça commençait un peu à me faire peur. Puis comme par enchantement, à 10 heures on tente à nouveau et la clé s'affiche. En attendant, le jeune m'appelait pour savoir où j'en étais, il ne savait pas ce que je vivais de mon côté. On a donc imprimé le certificat et je suis partie, j'ai circulé à pas de caméléon, vraiment j'avais peur. Je me disais que trop de choses arrivaient en même temps. J'ai roulé doucement et je lui ai remis le papier, il était heureux… Je lui ai dit : « *Tu te dépêches, tu pars le déposer* ». Et j'avoue, je n'ai pas cherché à savoir la suite de ce qui s'est passé pour ce jeune après ça parce que ça m'a fait vraiment peur. Peut-être que c'était de simples coïncidences mais sur le coup j'ai eu peur.

Plusieurs mois après, je reçois un coup de fil, c'était sa sœur qui m'appelait pour me remercier parce que son frère avait pu faire la session de rattrapage, il avait eu les résultats et il était admis. J'ai dit « *Dieu merci* ». Eux n'ont jamais su ce que j'ai vécu ! Et du coup, peut-être que c'était tout à fait banal mais le fait que tout un tas de choses que je ne comprenais pas se soient associées comme ça, ça m'a fait très peur. Je suis allée jusqu'au bout et ce jeune a pu avoir droit à la session de rattrapage. Mais c'est la première fois que j'ai eu le sentiment qu'il pouvait y avoir quelqu'un qui travaillait à ce que ce garçon ne puisse pas composer, et à ce que tous ceux qui voulaient l'aider rencontrent des difficultés. Sinon dans ma pratique, même lorsque les parents nous disent que la maladie de leur enfant est due à une personne qui rend l'enfant malade, en tant que médecin nous n'avons pas à prendre cela en compte. Comme pour ce jeune homme...

Mais pendant que nous soignons, eux aussi vont faire leurs démarches pour contrecarrer ce qui est censé être la cause de la maladie de leur enfant. C'est ainsi que dans le service de néphrologie par exemple, il parait qu'ils ont eu des cas de malades qui étaient sous dialyse pour insuffisance rénale, mais les parents venaient sortir les malades pour les amener faire un traitement traditionnel, ou ils venaient le faire dans l'hôpital. Ils vont peut-être administrer quelque chose qui doit être éliminé par les reins qui déjà ne fonctionnent pas ! Donc nous, médecins, nous travaillons à améliorer une situation que d'autres aggravent de l'autre côté. Mais comme les familles savent qu'on est contre ça, elles vont difficilement avouer. Si bien que tant que tu n'as pas vu toi-même la chose, c'est difficile de savoir ce qui s'est passé en ton absence. Mais quand on arrive à le voir, alors là on leur dit que ce n'est pas possible ; soit nous arrêtons, soit ils arrêtent. Sinon ils repartent avec leur malade ; il ne faut pas venir compromettre l'effort des gens ! Mais je sais bien qu'on a des discours qui peuvent parfois n'être pas entendus, parce qu'ils sont reliés à des conceptions de la maladie très différentes !

J'ai en mémoire une autre situation où j'étais complètement ahurie. C'était à Ouagadougou à l'hôpital, un nouveau-né en bonne santé était là, sa mère se lève, va voir une vieille femme dans un marché et prend un produit pour donner un peu plus de force à son enfant. Elle devait le laver avec. Ici les gens aiment beaucoup ça. Le premier jour, elle a lavé l'enfant avec la décoction mais le jour où je l'ai reçue, elle a aussi donné à boire de cette décoction à l'enfant. Elle l'a fait vers 17 heures, j'ai reçu l'enfant vers 18 heures, il était mourant, il respirait huit coups par minutes alors qu'à son âge il aurait dû respirer 40 coups par minute. L'abdomen était volumineux, plein de gaz. L'enfant était dans le coma. Très vite on a fait des prélèvements, puis on s'y est pris à trois pour aller faire la radio parce qu'il avait une bouteille d'oxygène et il fallait le déplacer avec le matériel de réanimation. Quand on a fait la radio, les intestins étaient paralysés. Et avant même de réintégrer la chambre, le technicien de laboratoire s'était déplacé lui-même pour venir m'apporter les résultats, disant qu'il pensait que j'avais fait une erreur sur l'âge de l'enfant parce que les résultats qu'il avait ne pouvaient pas être ceux d'un nouveau-né. J'ai dit : « *Oui, c'est bien pour un nouveau-né* ». Effectivement ses reins et son foie étaient foutus. L'enfant est mort rapidement. Alors j'ai voulu sensibiliser les autres femmes qui étaient dans la salle avec leur enfant pour leur dire de se méfier de ces produits ; je leur ai dit : « *Vous voyez ce que ça fait ! Cet enfant n'avait rien. Il ne devait pas mourir* ». Elles ont répondu : « *Il est mort parce que Dieu l'a voulu. Parce que chaque fois que nous le faisons, ça se passe bien. Donc si ça s'est mal passé, c'est que Dieu l'a voulu* » !

Lorsque tu veux remettre en cause l'utilisation de produits traditionnels, il y a aussi des cas où les gens qui te connaissent bien et qui savent dans quel milieu tu as évolué qui vont te sortir : « *Mais attends, toi-même quand tu étais petite, on a fait ça sur toi* », ou encore : « *Mais toi quand tu étais petite on t'a gavée, on t'a purgée* », donc ce n'est pas facile de dire quoi que ce soit ensuite ! Ça arrive surtout quand on est de la même ethnie que les patients. Ma chance c'est que mon nom prête à confusion. Ouattara, ça se retrouve dans plusieurs ethnies, ça se retrouve même au Mali. Donc sauf s'il s'agit de quelqu'un qui connait bien ma famille, tant que ce n'est pas moi qui dis que je suis Bobo, on ne peut pas le savoir, contrairement à d'autres noms, par exemple Sanou, là on sait que c'est Bobo. En tout cas quand c'est comme ça, je ne peux que me taire. Donc, si ce n'est pas telle personne qui est une sorcière qui a tué l'enfant, c'est Dieu qui l'a voulu. Mais eux-mêmes responsables ? Non. La majorité de la population burkinabè ne pense pas comme ça. C'est toujours l'autre. En même temps, être le médecin qui leur fait part de leur responsabilité, c'est leur faire porter la responsabilité, c'est les accuser. Ce n'est pas simple. Dans la pratique quotidienne ce n'est pas évident de trouver le bon positionnement. C'est vraiment un contexte d'exercice très complexe. À chaque consultation, à chaque situation de soin, tu te rends compte que tu es sur un terrain inconnu. Tu ne sais pas quels parents tu as face à toi. Est-ce que ce sont des parents raisonnables ? Ou pas du tout ? Qui vont nous écouter ? Ou pas du tout ?

À cause de ça, j'avais fait une publication sur Facebook, je demandais s'il y avait un module qu'on aurait enseigné au cours de notre cursus et que j'aurais raté : un module qui amène à gérer les problèmes culturels, les problèmes sociaux et les problèmes financiers des malades ! Franchement, on vous enseigne la médecine et on part en imaginant qu'on va soigner des malades alors qu'en fait, le plus gros du travail est ailleurs. Ça ne produit pas la même médecine que chez vous, c'est sûr…

CHAPITRE 6. « LA FAÇON DE TRAITER L'ENFANT ICI EST VRAIMENT DIFFÉRENTE DE CE QU'ON VOIT EN EUROPE »

En tant que pédiatre, je mesure à quel point la façon de traiter l'enfant ici est différente de ce qu'on voit en Europe. Ici, nous n'accordons pas toujours de l'importance aux problèmes de l'enfant, ou à sa parole. De sorte que dans mon travail, ce que je peux faire avec l'enfant durant la consultation, dépend de moi bien sûr, mais aussi des familles, de leur niveau socio-économique et de leur ethnie. Plus le niveau socio-économique est élevé, plus les enfants ont une certaine liberté d'expression et ils pourront alors s'exprimer durant la consultation ; par contre lorsque nous recevons certains enfants dans notre bureau, ils sont assis « *carré carré* » comme on dit ici, ils ne bougent pas du tout, ils ne s'expriment pas. Il y a des ethnies où on pense que l'enfant n'a pas le droit de s'exprimer, de dire son ressenti, de même que la femme devant son mari ne le fait pas non plus. C'est le mari qui s'exprime durant la consultation, c'est lui qui parle. La mère ne parle que lorsque le mari le demande, y compris en ville, ce ne sont pas que des histoires de village. La plupart du temps, ce sont des gens qui ne sont pas instruits, qui vivent dans un cocon traditionnel vraiment fermé, même en ville.

Or quand je reçois un enfant qui est en âge de s'exprimer, je veux faire mon interrogatoire avec l'enfant. Et s'il refuse de parler, alors je fais l'interrogatoire avec les parents. Il y a des enfants qui sont tellement timides qu'ils n'accepteront pas de s'exprimer. Mais je le fais aussi pour apprécier le développement psychoaffectif de l'enfant. Je lui demande son nom, son âge, dans quelle classe il est, est-ce qu'il connait le numéro de téléphone de sa maman ou de son papa, et je lui demande ce qui ne va pas. Il y a certains enfants pour qui la barrière linguistique fait que je ne vais pas pouvoir continuer avec eux parce que si je ne maîtrise pas le dialecte utilisé à la maison, je serai obligée de me contenter de ce que les parents vont me dire.

Je précise que ces situations où seul l'homme va parler pour l'enfant restent rares parce que finalement les hommes prennent rarement la peine d'accompagner les enfants. Certains viennent mais restent dehors. D'ailleurs quand j'apprends qu'ils sont dehors, je les fais appeler pour qu'ils prennent part à la consultation. Ça va les encourager à venir la prochaine fois.

J'adapte aussi la langue que j'utilise. À partir de l'identité qui m'est donnée, je commence à avoir une idée du dialecte que je dois utiliser. Par exemple quand je demande le nom et l'âge de l'enfant en français et qu'il me répond dans une autre langue, ça veut dire que l'enfant a compris ce que je dis mais il a des difficultés pour me répondre en français. C'est la même chose pour les parents. Maintenant si je continue en français, est-ce qu'ils vont être en mesure de me comprendre ? Donc dans ces situations, je demande à la personne : « *Tu veux qu'on échange dans quelle langue ?* ». Si c'est une langue que je ne comprends pas, j'essaie d'en proposer une autre, sinon je cherche un interprète. Moi je m'exprime très bien dans deux dialectes en plus du français, je peux donner des explications dans ces deux dialectes : le bobo, ma langue maternelle et le dioula parce que je viens de Bobo-Dioulasso et la principale langue parlée, c'est le dioula. Avec le mooré, parlé dans le centre et ses environs, je suis plus en difficulté. En général, quand les malades s'expriment j'arrive à comprendre, mais c'est difficile pour moi de donner des explications pointues en mooré. Dans ce cas, je préfère faire appel à un interprète.

Il faut souligner aussi que dans nos conceptions traditionnelles, les gens ont en tête que le nouveau-né ne ressent pas la douleur. Et par exemple chez le garçon, on estime qu'il faut le circoncire quand il est nouveau-né, comme ça il ne sentira pas la douleur. Dieu merci, en médecine on a les éléments pour mesurer et quantifier la douleur, même chez les nouveau-nés. À travers l'expression du visage, l'attitude de l'enfant, ses réactions, on attribue des chiffres en fonction de certains éléments et ça nous permet d'évaluer le degré de douleur qu'il ressent. Donc nous faisons comprendre aux familles que l'enfant est une personne toute entière qui a des nerfs, des sensations ; il sent bien la douleur, comme eux.

Je prends un exemple qui m'avait vraiment mise hors de moi. Quand je faisais ma spécialisation à l'hôpital Yalgado, lors d'une de mes gardes une dame est venue avec son nouveau-né en disant qu'elle trouvait que son enfant était pâle. Je l'examine et je trouve qu'en effet l'enfant est vraiment pâle. La mère et son enfant étaient d'abord passés par un centre de santé où on leur avait dit que l'enfant avait besoin d'une transfusion. On avait déjà le groupe sanguin de l'enfant mais il avait été référé à Yalgado parce que ce centre de santé n'avait pas de sang. J'ai envoyé un stagiaire à la banque de sang demander s'il y avait du sang disponible pour le groupe sanguin de l'enfant en question. On me dit qu'il y en a. J'hospitalise l'enfant. Je fais le bon, on part chercher le sang à la banque de sang et là, on me dit qu'on ne peut pas donner le sang parce qu'il n'y a pas de poches pédiatriques. Le sang est donc là, il correspond au groupe sanguin de l'enfant mais ce n'est pas une poche pédiatrique donc on ne peut pas nous le donner. Non mais ça m'a énervée ! J'ai pris l'enfant en photo et je me suis déplacée à la banque de sang. Je suis allée voir le monsieur qui refusait et je lui ai dit : *« Non seulement c'est parce que vous m'avez dit qu'il y avait du sang que j'ai hospitalisé l'enfant, sinon je l'aurais envoyé ailleurs, et maintenant vous venez me dire que vous ne pouvez pas donner le sang parce que c'est une grosse poche, et vous me dites que ce que je vais faire, c'est du gâchis !* ». Il est vrai que je ne voulais que 20 millilitres mais j'avais besoin de ces 20 petits millilitres pour sauver l'enfant ! Je lui ai plaqué la photo de l'enfant, je lui ai dit : « *Regardez cet enfant comme il est blanc, tout pâle* » ! Le monsieur est resté stoïque, il a dit qu'il n'allait pas gaspiller une grosse poche de sang pour une transfusion de 20 millilitres. J'étais hors de moi. Je lui ai dit : « *Et si c'était ton enfant ? Tu le laisserais mourir parce que tu ne veux pas gaspiller de sang ? Tu es qui pour choisir qui doit vivre et qui doit mourir ? Tu le gardes pour un adulte mais en attendant on laisse cet enfant mourir ?* ». Il a refusé d'écouter, il s'est levé, m'a laissée en plan et il est parti. J'ai écrit cela dans le dossier médical et le lendemain je suis allée voir le chef de service de la pédiatrie, je lui ai expliqué la situation, à son tour il a appelé le chef de service de la banque de sang pour dire qu'on ne voulait pas qu'une telle situation se reproduise. Ce n'est pas parce que ce sont des enfants que ce ne sont pas des êtres humains ! Si quelque chose peut être fait pour les sauver, il n'y a aucune raison de ne pas le faire si on en a les moyens. On ne réserve pas le sang pour un adulte en laissant mourir un enfant qui en a besoin !

Dieu merci l'enfant n'est pas mort. Mais ce n'est que le lendemain dans l'après-midi que nous avons pu avoir du sang pour lui. Du coup cette dame et moi sommes devenues des super copines et chose incroyable, à un moment donné c'est elle qui me calmait, me disant : « *Docteur, calmez-vous, ça va aller* », j'étais tellement énervée ! Vraiment face à ça, on ne peut que se dire que pour certains, l'enfant n'a pas de valeur. Un autre exemple qui je pense souligne ça, c'est la dialyse : il n'y a pas de dialyse pour les enfants au Burkina Faso ! On dialyse les adultes mais pas les petits enfants. C'est une question de matériel. Il faut du matériel spécial pour les enfants. Alors je suppose que ça coûte cher mais ce sont quand même des choix ! Donc, lorsque nous avons un tout petit dont les reins ont lâché et qui a besoin de dialyse, on ne peut que préparer psychologiquement les parents au décès de leur enfant parce qu'on ne peut rien faire. Il commence à y avoir des audits sur la qualité de la relation soignants-enfants mais je n'en ai pas vu encore au niveau de ma pratique. Et d'ailleurs la pédiatre présidente de la Société burkinabè de pédiatrie est très rigoureuse sur les prises en charge des enfants et très investie sur ces questions.

Il faut dire qu'il n'y a pas davantage d'accompagnement des soignants pour de bonnes prises en charge des enfants, or faute de moyens, c'est aussi très compliqué pour nous d'accompagner les enfants en fin de vie. Personnellement, je l'ai déjà évoqué mais je ne suis vraiment pas prête à tenir la main d'un enfant jusqu'à ce qu'il meure. Quand je sens que l'enfant va mourir, mon souhait est qu'au moment où sa mort survient, je ne sois pas là parce que c'est vraiment difficile à supporter. Ça concerne surtout les pathologies chroniques, lorsqu'on sait que la fin est proche et inéluctable. Pour les pathologies aiguës c'est différent, on est dans l'action ; lors d'un arrêt cardiaque, lors d'un arrêt respiratoire, on va tout faire pour réanimer, on va faire ce qu'il faut jusqu'à ce qu'on constate qu'il n'y a plus rien à faire. Mais pour les pathologies chroniques, les enfants malades qui ont été suivis sur un temps plus long, je ne suis vraiment pas préparée à ça. Il faut aussi savoir qu'il n'y a même pas d'unité où on pourrait recevoir spécialement l'enfant et sa famille, comme des soins palliatifs. En même temps, le système de soin nécessite tellement la participation de la famille pour fonctionner, et ça l'épuise tellement que la plupart du temps, lorsque les parents se rendent compte qu'il n'y a plus rien à faire à l'hôpital pour leur enfant, ils demandent à rentrer chez eux avec lui. Donc rares sont les enfants qui terminent leur vie à l'hôpital pour les pathologies chroniques pour lesquelles on a expliqué aux parents qu'il n'y a plus rien à faire. La plupart ont la volonté de ramener leur malade à la maison, vivant. Parce que quand l'enfant meurt, l'enterrement et tout ce qui suit est à la charge de la famille. Pour une mère qui a quitté sa localité, qui se retrouve seule dans une ville où elle ne connait personne avec un enfant en fin de vie, c'est plus facile pour elle de ramener son enfant qui va aller mourir dans sa localité, auprès de ses proches, plutôt que de le laisser mourir à l'hôpital où elle va se retrouver toute seule avec un cadavre et c'est elle qui va devoir trouver des solutions.

Ce qui est très difficile aussi, c'est de dire aux parents qu'il n'y a plus rien à faire. Dans notre pratique, nous ne disons pas ça facilement. Dans les cas de cancer par exemple, lorsqu'on voit qu'il y a des métastases un peu partout, qu'on a épuisé les différents traitements ou lorsqu'il s'agit d'une insuffisance rénale qu'on ne peut pas dialyser et que les reins sont totalement abimés, au point de ne plus permettre de produire une seule goutte d'urine, là on est vraiment dos au mur. Mais on sait ce qui va arriver si on dit que plus rien n'est possible : pour les enfants qui retournent dans leur famille, certains vont mourir dans de grandes souffrances. On prescrit des antidouleurs mais quand ce sont des cancers au stade terminal, ces antidouleurs ne suffiront pas. Il n'y aurait que la morphine mais on ne peut pas se permettre de la donner à des parents et de les laisser partir avec ça. Donc on prescrit des antalgiques de palier 2 mais est-ce que ces médicaments seront vraiment administrés aux enfants à la maison ? C'est terrible. Je préfère ne pas penser à ça sinon je ne vais pas m'en sortir.

Je repense à un enfant en situation de soins palliatifs et que l'équipe de Yalgado m'avait confié pour que je le suive parce que l'enfant avait épuisé tous les protocoles de chimiothérapie, il avait un lymphome et l'équipe d'oncologie avait estimé que plus rien ne pouvait être fait pour lui. Les parents quant à eux avaient expliqué qu'ils avaient d'autres enfants à la maison et personne pour s'occuper d'eux, donc ils ont demandé à repartir à la maison avec cet enfant malade pour pouvoir s'occuper des autres enfants. L'équipe de Yalgado m'ayant demandé si je pouvais voir l'enfant de temps en temps, j'avais établi un planning de contrôle et de suivi pour voir comment la situation évoluait. Lorsque j'ai vu l'enfant pour la dernière fois, le cancer avait repris de l'ampleur, l'enfant avait un traitement palliatif à la maison. Les parents pouvaient venir me voir à tout moment, ils avaient mon numéro de téléphone aussi ; ça fait quatre mois maintenant et ils ne sont pas venus. J'avais le numéro de téléphone du papa mais il ne fonctionne plus donc je ne sais rien. Est-ce que l'enfant est mort, ou vivant et dans quel état ? Je ne sais rien… Donc poser un diagnostic, soigner, et bien soigner, bien prendre en charge les personnes malades jusqu'à la fin, ce sont des aspects de notre travail qui sont très influencés par l'extérieur, par notre environnement, quand on a des réussites et quand on a des échecs.

Tu m'as interrogée il y a quelques temps sur les erreurs médicales. Et je t'ai dit : « *Des erreurs, tout le monde en fait, ça va avec tout travail* ». Mais ici quand ça survient, on a tendance à ne pas le dire pour ne pas exposer la personne qui a fait l'erreur et pour ne pas créer une crise de confiance du côté de la famille, dans son rapport au système de santé. Il faut préciser que je n'ai pas reçu de module de formation sur l'erreur médicale, qu'est-ce qu'on entend par erreur médicale, comment il faut gérer une situation d'erreur médicale… Rien dans tout mon parcours, de mes études à ma spécialisation. En tout cas, souvent lorsqu'on s'en rend compte, on ne le dit pas. Par contre, il y a des situations où on est obligé de le dire. Je pense à un cas où on a été obligé de dire aux parents qu'on avait fait une erreur et nous leur avons présenté nos excuses parce que l'enfant est mort. C'était en oncologie, on avait calculé la posologie pour le traitement que l'enfant devait recevoir, on a remis la posologie à un interne, une étudiante en septième année, elle s'occupait de l'enfant et elle a voulu reprendre toutes les posologies au propre. Elle voulait un support papier plus clair parce qu'il fallait remplir des fiches et les remettre aux infirmiers. Mais en reprenant l'ensemble au propre, elle s'est trompée. Il y avait un anticancéreux qui devait être administré une seule fois le premier jour, or elle a repris la posologie du médicament sur trois jours et a écrit la cure de telle sorte que chaque jour, le malade devait recevoir ce médicament alors qu'il est très toxique pour le cerveau. Elle a remis la feuille aux infirmiers qui ont commencé le traitement. Ce n'est qu'au bout du troisième jour que nous avons vu l'erreur ; j'étais en pédiatrie et nous avons tous suivi cette affaire avec angoisse.

Le chef de service d'oncologie a appelé les parents pour leur expliquer la situation, on a donné des antidotes pour essayer de neutraliser le médicament mais malheureusement ça n'a pas marché. L'enfant est décédé. Ça a été dit à la famille, mais c'est rare. C'était la première fois où je voyais une telle situation qu'on expliquait aux parents. La plupart du temps ça ne se dit pas. Et là, on pouvait ne pas le dire parce que quand les parents ne sont pas de la santé, et même quand tu n'es pas en oncologie, ça peut passer inaperçu. En oncologie en plus, beaucoup de malades meurent donc on pouvait facilement dire que c'était le cancer qui avait emporté l'enfant. Mais non, on a tenu à expliquer aux parents qu'il y avait eu une erreur, le chef de service leur a présenté les excuses au nom de tout le service de la pédiatrie. C'est vrai que c'est en le reconnaissant qu'on peut mettre en place des procédures pour limiter les risques d'erreur. Mais à part ce cas, pour les situations d'erreur auxquelles j'ai été confrontée, j'ai appelé l'agent de santé en question pour lui expliquer que là, une erreur a été commise et qu'il faudra être plus vigilant pour que ça ne se reproduise pas. Mais je ne suis jamais allée jusqu'à expliquer aux parents qu'il y avait eu une erreur de faite. La reconnaissance de l'erreur se fait dans l'équipe mais on va rarement vers la famille ou le malade pour le dire. Les autres erreurs dont j'ai été témoin n'ont pas entrainé la mort du malade.

Par exemple j'ai eu à gérer une situation d'erreur sans avoir dit clairement à la famille ce qu'il en était, tout en priant Dieu pour que l'enfant victime de cette erreur n'ait pas de problèmes. C'était un nouveau-né, né d'une mère qui avait le virus de l'hépatite B. À la naissance, on devait faire le sérum contre l'hépatite B à l'enfant, plus le vaccin. Un membre de la famille de l'enfant était infirmière en pédiatrie : elle m'a parlé du cas en me demandant si le sérum suffisait, je lui ai dit que si elle avait fait faire le sérum, c'était déjà bien mais qu'il fallait qu'elle ajoute le vaccin. Et j'ai eu l'idée de lui demander : *« Le sérum tu l'as eu à combien ? »*. Elle me donne un prix qui était vraiment dérisoire, j'ai dit : « *Non, à ce prix je ne sais pas ce qui a été acheté mais ça ne peut pas être le sérum contre l'hépatite B parce qu'il coûte autour de 50000 francs CFA. Donc ça ne peut pas être ça* ». Elle me dit qu'elle allait vérifier avec la boite, ce qu'elle a fait et là, elle a réalisé que c'est un sérum anti-D[66] c'est-à-dire un sérum qu'on fait aux femmes de rhésus négatif dont l'enfant est de rhésus positif, pour éviter une incompatibilité fœto-maternelle pendant les autres grossesses de la femme. C'est ce sérum qu'elle a pris pour l'administrer au nouveau-né. Lorsqu'elle a réalisé son erreur elle était complètement abattue, elle disait : « *Mais qu'est-ce que j'ai fait* », elle expliquait qu'elle avait entendu « *sérum* » et elle avait cru que c'était ça. Elle l'a fait sans même réfléchir.

Très vite on a fait des recherches sur internet pour voir ce qui était écrit sur ce sérum anti-D administré à un nouveau-né, les conséquences que ça pouvait produire et j'ai contacté un pédiatre pour lui expliquer la situation. Il m'a dit qu'en principe l'enfant n'aurait aucun problème. Mais ensuite il fallait amener les parents à acheter ce qu'il fallait acheter dès le départ sans pour autant leur dire que ce qui avait été acheté n'était pas le bon produit. Surtout que celui qui l'a fait acheter fait partie de la famille. Donc lorsqu'on a compris qu'il n'y aurait pas d'effets secondaires, et pour ne pas créer de tensions dans la famille, j'ai rencontré le père de l'enfant, je lui ai dit que ce qui avait été fait n'était pas suffisant. J'ai dit que ce n'était pas exactement ce qu'on voulait, le mieux était qu'on puisse faire un autre traitement, mieux adapté pour la situation de cet enfant. Il a dit qu'il n'y avait pas de problème, qu'il suffisait de donner l'ordonnance et qu'il allait acheter le produit. Là, j'ai pris le soin de faire l'ordonnance moi-même, il a acheté le sérum et nous avons fait l'injection. Donc dans cette situation, il est vrai que j'ai géré le problème mais je n'ai pas eu le courage de présenter aux parents la situation telle qu'elle était.

Ce qui fait peur, c'est qu'on ne peut jamais être sûr que l'affaire ne sera pas amenée devant la justice. Mais par exemple pour cette situation, si j'avais appris qu'il y avait un risque qu'il y ait des

---

[66] La prophylaxie anti-D après l'accouchement est indiquée chez les mères RhD négatif d'enfant RhD positif. L'anti-D doit être injecté dans les jours qui suivent l'accouchement.

problèmes chez l'enfant, soit j'aurais dit la vérité aux parents, soit je ne serais pas intervenue du tout dans la situation, j'aurais laissé l'infirmière se débrouiller avec sa famille. Parce que s'il y avait des risques qu'il y ait des problèmes chez l'enfant, là il faut le signaler pour que les parents puissent s'attendre à leur apparition et pour que si des effets apparaissent, on puisse y remédier rapidement.

Donc l'erreur n'est jamais banale. Pourtant, il faut savoir ne pas tout dire d'autant plus que nous, nous sommes laissés à nous-mêmes, il n'y a pas de collectif pour gérer l'erreur. Or au moment où elle arrive, on devrait avoir un collectif avec des textes qui l'encadrent. Il y a par contre l'ordre des médecins qui intervient pour voir si c'est vraiment une erreur ou si c'est de la négligence, parce qu'une chose est de faire une erreur, une autre est de négliger quelque chose et que cela induise des conséquences graves ou un drame. Parce que si c'est une erreur, s'il y a un procès ou même s'il y a lieu de passer devant un conseil de discipline, l'ordre des médecins sera au côté de ce médecin. Mais pas pour la négligence. La négligence engage la responsabilité du professionnel alors que l'erreur, on ne la fait pas exprès, ça fait partie de ce qui n'est pas maitrisable. Et d'ailleurs est-ce qu'il y a erreur lorsqu'on n'a pas les moyens de bien travailler ?

Considérons ma pratique actuelle à l'hôpital de Koudougou. Nous ne sommes que deux pédiatres au niveau de la néonatologie et il n'y a que trois médecins généralistes. Et pour toute la pédiatrie, il y a quatre pédiatres et six médecins généralistes au total alors qu'il y a deux services d'urgences séparés, celui des urgences de la néonatologie qui reçoit directement les enfants à son niveau, et la pédiatrie générale qui reçoit aussi les urgences à son niveau. Cet effectif de médecins fait qu'on ne peut même pas se permettre d'avoir un médecin généraliste pendant la permanence médicale de la journée. C'est-à-dire que quand on finit de faire la visite le matin, supposons vers 14 ou 15 heures, on rentre chez nous et il n'y a pas de médecin dans le service jusqu'à 17h30, puis il y aura soit un médecin généraliste, soit un médecin généraliste et un pédiatre en fonction du jour, pour la garde. Donc il peut ne pas y avoir de médecin à partir de la fin de la visite du matin jusqu'à 17h30. Ce sont les infirmiers qui restent et qui vont gérer les malades hospitalisés jusqu'à l'heure de la garde à 17h30, où il y aura au moins un médecin. Parce qu'il faut aussi le dire, chaque jour il y a un médecin qui est forcément en repos parce qu'il a pris sa garde. Donc chaque jour, il n'y a que cinq médecins généralistes qui sont présents. Alors qu'on a tellement de malades hospitalisés ! Hier il y avait 41 enfants hospitalisés au niveau de la néonatologie et pour ces 41 malades hospitalisés, il y a trois médecins généralistes. S'il y a un médecin de la néonatologie qui est de repos de garde, il reste deux médecins généralistes pour toute la visite, avec un pédiatre. C'est vraiment énorme comme situation ! On a demandé un renfort en médecins et on espère que d'ici la fin d'année on aura suffisamment de médecins pour qu'il puisse y en avoir un tout le temps dans le service, de manière permanente. Les infirmiers font ce qu'ils peuvent mais ils n'ont pas nos connaissances. Donc les erreurs peuvent arriver.

Et puis il faut aussi considérer tout ce que nous ne pouvons plus faire une fois l'enfant arrivé à l'hôpital, à cause de la façon dont le système de soin est organisé. Parfois le parcours de l'enfant malade pour arriver à nous est long. Je l'ai déjà abordé mais pour des gens qui partent du village, ils doivent d'abord aller dans un CSPS qui les envoie dans un centre médical si le malade ne peut pas y être pris en charge. Et si le centre médical ne peut pas les prendre en charge ils sont envoyés dans un centre hospitalier régional où on se trouve : dans certaines situations, le temps que l'enfant arrive chez nous, c'est juste un cadavre qu'on reçoit. Chaque mois, on enregistre des cas d'enfants qui sont arrivés décédés : l'ambulance les dépose, tu constates qu'il n'y a plus de signe de vie. Parfois c'est parce qu'ils ont dû faire ce circuit, parfois c'est parce que les parents ont trop attendu avant d'amener l'enfant en consultation : certains attendent la dernière minute, ils font les traitements traditionnels jusqu'à ce qu'ils voient que l'enfant ne fait que sombrer, alors ils essaient de l'amener. Dans ces cas-là, on ne peut que constater le décès. Il y a quelques jours à Koudougou, un nouveau-né est arrivé, il était en train de mourir. Il y avait quelques signes de vie mais un nouveau-né doit respirer au moins 40 fois par minute. Lui, quand il est arrivé, il respirait 6 fois par minute : donc il était en train de gasper[67]. Je l'ai

[67] « Gasper » est utilisé en médecine pour signifier une sorte de râle d'agonie provoqué par un mouvement thoracique réflexe.

réanimé, en vain. Il est décédé avant qu'on puisse faire quoi que ce soit pour lui. Là, je ne me sens pas du tout responsable de ça parce que je ne sais pas ce qui s'est passé avant que l'enfant arrive, c'était aussi un prématuré et j'ai juste constaté que dès sa naissance, il était en très mauvais état physique. Il était dans le coma.

Toutes ces situations, c'est notre quotidien. Et les parents ne critiquent pas, ne revendiquent pas. Par contre si les gens doivent se plaindre, ils ont tendance à ne pas poser leurs revendications au bon endroit. Par exemple, le fait qu'il n'y ait pas de médecin pour prendre en charge leur enfant, rares sont les parents qui vont comprendre que la responsabilité vient de l'État, que c'est à lui de mettre le personnel qu'il faut à la disposition des structures. Or pour les parents, quand ils viennent et qu'ils voient les médecins qui sont présents, qui se débattent comme ils peuvent, pour eux, ce n'est pas la faute des médecins parce qu'ils voient que ceux qui sont là travaillent. Si les gens constataient que les médecins venaient dans leur service, se croisaient les bras et laissaient les infirmiers s'occuper des malades, ils se plaindraient. Mais du moment où ils voient que les médecins se débattent, par exemple certains me voient prendre la garde à 17h30 et ils voient que le lendemain je suis toujours au service, certains me disent : « *Docteur, vous êtes encore là, vous n'allez pas vous reposer ? Vous êtes là depuis hier ! Vous allez tomber malade !* » On entend beaucoup de réflexions comme ça. C'est pour dire que les gens essaient de faire avec, finalement. Et quand on considère la situation au niveau des autres hôpitaux régionaux, la même chose se passe. Il y a même des hôpitaux régionaux où le nombre de médecins et de pédiatres est tel que les médecins à eux seuls ne peuvent pas faire la visite. Ce sont les infirmiers qui assument beaucoup de fonctions, aidés par les médecins.

Je tiens à dire que ces situations qui sont courantes dans notre métier sont lourdes, émotionnellement. Je vais t'expliquer une situation que j'ai vécue il n'y a pas longtemps. Une dame âgée de 34 ans, qui a des fibromes et qui a déjà eu des problèmes pour tomber enceinte, voilà qu'elle arrive à avoir une grossesse mais elle a développé une pré-éclampsie, ça veut dire que sa tension est beaucoup montée au cours de sa grossesse, donc on a dû opérer pour pouvoir sortir l'enfant. Il était tout petit, il pesait tout juste

650 grammes. Mais c'était le premier enfant de cette femme qui a déjà 34 ans et qui a deux soucis majeurs : des fibromes, et une tension qui monte pendant cette première grossesse. Ça montre que la conception va être difficile. Quand j'ai reçu cet enfant, j'avoue qu'au fond de moi j'étais déchirée, je savais que je n'allais pas pouvoir faire grand-chose pour lui parce qu'il était tellement immature qu'il était incapable de respirer seul, et je n'avais pas d'appareil pour le faire respirer… en dehors de lui mettre juste de l'oxygène ! On ne pouvait pas non plus l'alimenter parce que son estomac était sale et n'était pas prêt à recevoir le lait. Quand les enfants viennent prématurés, on leur place une sonde pour les alimenter mais pour faire ça, il faut être sûr que le système digestif fonctionne. L'intérieur de l'estomac doit être propre ; chez lui ce n'était pas le cas, donc on ne pouvait pas l'alimenter. On a pu placer une perfusion avec des solutés très glucosés pour qu'il ne tombe pas en hypoglycémie, on ne pouvait même pas le placer dans une couveuse parce que sa détresse était telle qu'il fallait qu'on soit tout le temps à côté de lui, donc il devait être à l'accueil avec le personnel, et sous une lampe qu'on utilisait pour le réchauffer ; on a une lampe chauffante et on couche les enfants sous la lampe pour qu'ils ne se refroidissent pas. Je me suis entretenue avec le père de cet enfant, je lui ai dit que la situation de son enfant était vraiment délicate, que nous allions faire tout ce qui était en notre pouvoir, tout en sachant que ça allait être difficile. L'enfant est arrivé un lundi aux environ de 13 heures, à 15 heures je suis rentrée chez moi pour revenir à 18 heures pour la garde et quand je suis arrivée, je tombe sur l'enfant qui était en arrêt respiratoire. Je l'ai réanimé, il a repris, puis nouvel arrêt, cycle de réanimations, on le stimulait pour qu'il respire mais le cœur s'arrêtait. En fait j'ai passé quasiment toute ma garde sur cet enfant alors que je savais que c'était quasiment impossible pour moi de le faire vivre, de pouvoir le sauver, je n'avais pas les moyens ni le matériel, au vu de son immaturité.

Mais ce que je veux faire comprendre, c'est que j'ai mesuré tout ce que sa mort allait impliquer comme désespoir au sein de cette famille, alors je ne pouvais que m'acharner. Je me suis acharnée sur cet enfant jusqu'à trois heures du matin, où il a fait un arrêt cardiorespiratoire, je l'ai réanimé, à 4 heures du matin de nouveau arrêt, là j'ai été obligée d'arrêter, j'ai dit à son papa qu'il n'y avait plus rien à faire… il aurait fallu un appareil spécifique pour le faire respirer, le dispositif de ventilation à pression positive. On n'a pas ça. Il y a aussi un médicament, le citrate de caféine qu'on aurait pu utiliser pour stimuler le centre de commande de la respiration. Ce médicament aussi n'était pas disponible à Koudougou. Il aurait aussi fallu l'alimentation parentérale, c'est comme un repas déjà digéré qu'on met directement dans le sang. Donc il aurait fallu qu'on puisse lui donner dans le sang ce qu'il devait recevoir par le lait. On n'a pas ça.

Donc ici à Koudougou, les possibilités de survie des prématurés extrêmes sont faibles. Depuis que j'ai commencé ma pratique en tant que pédiatre, je n'ai pas encore vu un enfant prématuré de moins de 800 grammes qui a pu s'en sortir. Pourtant c'est un centre hospitalier régional mais il n'y a pas le matériel. On se demande si on vit dans le même monde que d'autres, ailleurs ! Dans nos revendications sur nos plateformes syndicales, nous demandons les équipements nécessaires pour pouvoir travailler sereinement. Mais nous ne l'obtenons pas. Ça fait plus d'une année que je suis à Koudougou, où on fait des audits et à chaque audit on pose nos problèmes face aux grands prématurés, parce qu'on reçoit énormément d'enfants grands prématurés. Enormément. Le maximum de nos décès, ce sont ces enfants prématurés. Donc le dispositif pour la ventilation à pression positive par exemple, qui nous permet d'aider les prématurés qui ont besoin d'un apport d'oxygène d'appoint à respirer normalement, ça fait une année qu'on le demande. Et le médicament pour pouvoir stimuler le centre de respiration dont je parlais, le citrate de caféine, ça fait aussi plus d'une année qu'on le demande, on ne l'a toujours pas. On a même demandé à des pharmacies privées à Koudougou si elles pouvaient avoir certains médicaments indispensables pour nous et qui ne sont pas disponibles à l'hôpital, on pourrait les prescrire et les parents pourraient aller les acheter, et bien même ça, ça n'a pas été possible. Parce qu'il y a beaucoup de structures qui utilisent déjà ce médicament et ils nous ont dit qu'ils étaient en rupture. Ils n'arrivent plus à s'en procurer[68].

---

[68] L'accès à des médicaments de qualité et abordable est un enjeu majeur en Afrique. Le continent dépend encore largement d'importations. Des initiatives

Donc on est toujours là, on espère… et les malades, eux, expérimentent le pire comme le meilleur dans nos structures de santé. Je te raconte encore deux cas qui illustrent ce sentiment que j'ai, que nous faisons quand même au mieux avec les moyens que nous avons. Et ça me permettra de répondre à ta question, à savoir si pour moi, notre médecine est inhospitalière[69].

Le premier, c'est celui des sages-femmes dont on dit souvent qu'elles violentent les femmes[70]. Il est vrai qu'à un moment donné de l'accouchement, quand la femme ne coopère pas, vous avez deux résultats possibles à la fin. Soit vous allez avoir un mort-né, soit un encéphalopathe. Parce que l'enfant va tellement souffrir qu'il va manquer d'oxygène, ce qui va endommager son cerveau. Donc ces sages-femmes disent qu'elles violentent les femmes à cette étape délicate de l'accouchement pour les amener à pousser, pour que l'enfant sorte vite et en bonne santé. Mais est-ce qu'il n'y a pas une autre manière de le faire ? Si ailleurs on ne violente pas les femmes, alors ici aussi on doit pouvoir faire autrement. Il est vrai que chez vous, il y a l'accouchement sans douleur, il y a la péridurale ; une femme peut décider d'accoucher par césarienne alors qu'ici pour la grande majorité des femmes ce n'est pas possible. Quand tu es dans un village, ce à quoi tu as accès c'est seulement un centre de santé primaire, donc on ne peut pas opérer, les femmes ne peuvent qu'accoucher par voie basse. Et sans péridurale évidemment ! Donc violenter les femmes pour qu'elles coopèrent, ça peut éviter des drames. Et on retombe sur le problème du manque de moyens. J'ai eu un cas comme ça où l'enfant était sur le point de sortir mais a tellement souffert, son cerveau a été tellement laminé qu'il ne peut pas avaler ne serait-ce que sa salive ! Et effectivement, l'enfant est finalement né dans une ambulance pendant qu'on l'envoyait au

---

se développent avec des acteurs privés, soutenues par les agences de développement.

[69] Ce qualificatif fait référence à l'ouvrage *Une médecine inhospitalière. Les difficiles relations entre soignants et soignés dans cinq capitales d'Afrique de l'Ouest* (Jaffré et Olivier de Sardan, 2003).

[70] De nombreux écrits en anthropologie traitent de cette question, par exemple le récent article co-écrit par P. Vasseur, H. Kane et A. Le Grand Fosso intitulé "Des soins différenciés aux violences en salle de naissance : étude en Afrique de l'Ouest et du Centre" (2022).

CHR, le centre hospitalier régional, pour une césarienne. Et depuis le village où il était, les agents de santé ont écrit les raisons pour lesquelles ils ont décidé d'évacuer cet enfant : la femme ne coopère plus, ils voient la tête de l'enfant, ce qu'on appelle « *la tête à la vulve* », mais la femme ne pousse pas. Alors pour ne pas violenter cette femme, ces agents ont décidé de l'envoyer au CHR pour qu'on pratique une césarienne. Mais en cours de route, elle a accouché, l'enfant a manqué d'oxygène donc il est né vivant, mais très handicapé.

Ce sont des situations dramatiques, donc certaines sages-femmes pensent que si une femme est dans une formation sanitaire à 30 kilomètres d'un centre où on peut réaliser une césarienne, et que la tête de l'enfant est à la vulve, il suffit d'un petit effort supplémentaire de la femme pour que l'enfant puisse sortir en bonne santé. Mais si elle ne coopère pas, il faut appeler une ambulance, qui souvent n'est pas disponible dans le centre de santé parce que tous n'ont pas d'ambulance, parfois elle se trouve loin de la formation sanitaire, il faut l'appeler, attendre, ensuite il faut faire le trajet, parcourir les 30 kilomètres pour arriver dans un centre où on peut pratiquer une césarienne, ça fait beaucoup de temps et la femme peut en mourir ! Mais je me dis qu'on doit quand même essayer d'avoir de meilleurs résultats en étant moins brutal[71]. Et nous, médecins, nous ne pouvons rien dire, moi en tant que pédiatre, je ne peux pas agir sur ça. Quand ça se produit, je ne peux que gérer les conséquences. Je ne peux pas réparer ça. Donc dans ce cas, on peut dire que la femme qui accouche connait le pire auprès du centre de santé.

Maintenant je t'explique une seconde situation : j'ai reçu une jeune fille de 14 ans avec son enfant, elle a accouché et elle ne savait pas qu'elle était enceinte, elle n'a jamais été à l'école, personne ne lui a jamais parlé de sexualité. Elle avait mal au ventre, elle est allée au centre de santé de son village et on lui a dit qu'elle était en train

---

[71] Précisons que l'efficacité de la violence n'est pas validée par des preuves. Au contraire elle peut avoir des conséquences dramatiques pour l'évolution de l'accouchement, alors qu'un soutien sans stress peut aider la parturiente et accompagner favorablement le déroulement de l'accouchement.

d'accoucher. On a appelé sa maman pour lui dire de venir au centre de santé parce que sa fille avait accouché. La mère a répondu « *Non, ma fille n'est pas enceinte, elle ne peut pas avoir accouché* ». On lui a dit : « *Oui, elle a accouché et il faut venir parce qu'on doit envoyer l'enfant à Koudougou, parce que c'est un prématuré* ». L'enfant pesait juste un kilogramme. Le père de l'enfant ne voulait pas accepter la paternité et cette jeune mère de 14 ans venait d'une famille de Mossi. Il parait que chez eux, la tradition est que quand une jeune fille accouche, elle doit forcément aller dans la famille de son mari. Et il y a des cérémonies à faire. En attendant que la jeune fille aille dans cette famille, une tante avait accepté de venir rester avec elle pour l'aider. Un jour on me dit que cette jeune fille ne fait que pleurer parce que tout le monde l'a abandonnée, sa famille est partie, l'a laissée toute seule, sa tante aussi est partie parce que le père de cet enfant est venu dire à cette dernière de laisser la jeune fille souffrir seule avec son enfant. Donc cette jeune fille de 14 ans, elle-même encore enfant, s'est retrouvée toute seule avec un grand prématuré d'un kilogramme.

J'ai pris plus d'une heure pour essayer de la calmer. Je lui ai dit que c'était déjà bien que les soins soient gratuits, en plus on lui servait à manger, donc pour les petites dépenses elle allait s'en sortir. J'ai dit ensuite que j'allais appeler le père, échanger avec lui et si nécessaire, contacter l'action sociale pour qu'on puisse l'aider. Et en attendant que sa famille puisse revenir ou que l'action sociale puisse l'aider, je lui ai donné une petite somme, 5000 francs. Et hier, j'apprends que : « *Ah, si j'avais entendu ce qu'elle racontait* » ! Elle disait à tout le monde que jusqu'à sa mort, elle n'oublierait jamais ce que j'avais fait, et que de toute sa vie, Isabelle, elle n'avait jamais eu 5000 francs pour elle. Personne ne lui avait jamais donné ça. Donc pour elle c'était incroyable ! Elle a raconté qu'elle se rappelle bien qu'une année, elle avait cherché du bois pour le vendre, elle avait eu 6000 francs et quand elle a eu cet argent, sa mère a pris 5000 francs et lui a laissé seulement 1000 francs. Donc 5000, elle n'avait jamais eu ça. Donc cette jeune fille n'aura pas forcément la même image de l'hôpital que quelqu'un qui a eu une mauvaise expérience.

En tout cas, c'est une chose que j'aborde durant les cours que je donne aux élèves sages-femmes. Je leur dis toujours : « *Quand vous êtes face à quelqu'un, faites ce que vous aimeriez qu'on vous fasse à vous. Et ne faites pas ce que vous ne voulez pas qu'on vous fasse ».* Parce que je sais que ça existe. Oui… Elles insultent, et même elles frappent…

Alors finalement, ce qui nous fait tenir malgré ces conditions difficiles, ce sont les situations où on réussit à sauver un enfant alors que les parents étaient désespérés. On y repense souvent ensuite et ça fait chaud au cœur. C'est ce qui fait la noblesse de notre métier. Ça fait un peu oublier le reste. Parce que si on veut de meilleures conditions de travail, il faut quitter la fonction publique, pour intégrer par exemple les institutions internationales. Mais on peut t'envoyer hors du Burkina alors que je n'ai pas envie de quitter ma famille. Donc je ne m'y intéresse pas. Alors je continue… Parce que notre responsabilité principale en tant que médecin, c'est de sauver des vies, et c'est d'être là où on a besoin de nous.

CONCLUSION

Comme le suggère Tim Ingold en introduction de l'ouvrage *Knowing from the Inside* (2022), le savoir vient du *penser avec* et *à partir de*[72]. Dès lors, connaitre, c'est se mettre en chemin avec celles et ceux dont nous projetons de saisir les vies, de rendre compte des expériences, dont celles en relation avec les métiers du soin, les savoirs et les savoir-faire professionnels, les sensibilités au travail, le quotidien du soin. C'est l'un des apports de ce récit : Roselyne Ouattara et moi-même avons cheminé de concert pour restituer, *du dedans*, l'une des figures possibles de la profession de médecin et de l'exercice de la biomédecine, à partir de contextes de travail ordinaires dans le système public de santé d'un pays ouest-africain à faibles ressources. Loin de prétendre généraliser à partir des données de ce récit, celui-ci prend néanmoins place au sein de nos connaissances en la matière, dans lesquelles les sociétés d'Afrique, comme celles d'Asie ou d'Amérique du Sud, restent sous-représentées par rapport aux situations occidentales et nord-américaines, alors que la biomédecine y constitue l'une des offres centrales au cœur des dynamiques de soin, en relation avec d'autres formes de thérapies plutôt qualifiées de « traditionnelles ».

Le récit rend dès lors visible, dans sa dimension empirique, une version du métier moins exposée au regard collectif, moins documentée dans ses dynamiques ordinaires et quotidiennes. De sorte qu'il contribue à nous extraire de la « monoculture de la connaissance » (Santos, 2011) en contournant le danger d'une histoire unique. Car, de même que la compréhension du monde dépasse très largement la connaissance occidentale du monde, celle de l'exercice de la biomédecine et de l'élaboration du travail de soin doit absolument inclure les sociétés des Suds. Or, bien que celles-ci s'installent pas à pas dans la dynamique des recherches anthropologiques tournées vers ces questions, elles ne sont toujours pas dotées du même statut épistémologique que celles des Nords pour outiller la réflexion et les savoirs dans ce domaine. Notons que

[72] Ce qu'il exprime plus précisément par : "Knowledge comes from thinking with, from and through things, not just about them."

cette situation dépasse le cadre de la médecine au point de marquer, pour reprendre Bhargava (2013), une certaine « injustice épistémique » au cœur de la critique postcoloniale contemporaine (Mabanckou, 2017 ; Mbembé et Sarr, 2017). Produire de tels récits constitue, à mon sens, une condition centrale pour asseoir une symétrie entre sociétés s'agissant de l'intérêt qu'elles offrent pour la connaissance de l'exercice médical dans les objectifs et les fonctions qu'il se donne, dans les significations et les enjeux qu'il engage, dans les contraintes et les défits que les professionnels ont à surmonter pour délivrer des soins.

Une des lignes d'intention de l'ouvrage était de montrer que la médecine est un registre de travail et qu'à ce titre, elle ne peut être saisie en dehors des personnes qui la déploient en relation avec un ensemble d'éléments constitutifs, au premier plan desquels se trouve leur histoire personnelle. Celle-ci apparait clairement dans le propos du docteur Ouattara qui expose, au fil des chapitres, la présence agissante du passé dans ses rapports à l'éducation, à la science, dans ses activités militantes pour agir contre certaines injustices, dans sa sensibilité et son attention envers ces injustices et les inégalités qu'elles charrient, ainsi que dans ses projets professionnels.

Cette histoire individuelle s'entremêle bien sûr à l'histoire et aux dynamiques contemporaines des contextes de santé dans lesquels le soin doit être construit et délivré. À l'échelle des pratiques quotidiennes, le récit expose certaines modalités des accommodements entre savoirs scientifiques et savoirs populaires et spirituels de malades, qui reposent sur des conceptions de l'être et du vivant dissemblables d'un certain individualisme occidental. Cette histoire transparait parfois aussi dans le récit sous l'angle des rapports sociaux de sexe ou des conceptions de l'enfant, dont les expériences relatées soulignent le prolongement dans les relations de soin[73].

Mais incontestablement, ce sont les conditions matérielles et les dimensions économiques du travail de soin qui restent les plus saillantes dans le récit, lequel prolonge alors, sous des

---

[73] Nous renvoyons à l'ouvrage d'H. Kane (2018) qui développe ces questions depuis la Mauritanie.

configurations hélas quasiment identiques, des descriptions du travail médical produites trente ans auparavant lors de mes enquêtes dans ce pays. Les sciences sociales documentent le poids de ces facteurs dans la production des soins tout en rappelant à quel point ils renvoient aux rapports à l'État, mais plus globalement au registre politique dans ses dynamiques conjointement nationales et transnationales. La force du récit proposé est d'en exposer les effets dans leur dimension crue, sensible, incarnée. Ces contextes de travail racontés et éclairés à travers des situations ordinaires, routinières, pour délivrer des soins, pour maintenir des personnes en vie, soulignent à quel point soigner dans un pays comme le Burkina Faso, particulièrement dans le secteur public de santé, c'est, encore aujourd'hui, quasiment toujours lutter : lutter pour mettre en pratique ce qui a été appris, lutter pour trouver les moyens de proposer une prise en charge, lutter pour garder un sens à son métier, lutter pour dépasser les épreuves, maintenir l'espoir, apaiser la détresse. Lutter pour la vie, cas après cas et du côté des patient·es, lutter pour rester en vie. Ces dimensions de la pratique médicale ne sont pas propres au Burkina Faso. Mais elles s'y déclinent sous des modalités qui s'éloignent des occurrences décrites depuis des contextes de pays du Nord, par exemple en France. Le Burkina Faso fait ici figure d'exemple de pays qui, au regard de la pauvreté structurelle qui les caractérise de longue date, octroient aux équipes soignantes et aux malades des conditions de travail pour les unes, de soin pour les autres qui font de la guérison un événement plus qu'exceptionnel, pour reprendre Desclaux, Diarra et Musso (2021). Ces conditions y produisent encore trop souvent une mise en échec systémique des pratiques médicales malgré les compétences et les prouesses dont sont capables les personnels de santé. Mais que valent des savoirs sans les conditions de leur continuité et de leur permanence dans des pratiques concrètes ?

Dès lors, ce sont les inégalités des vies qui se dévoilent au fil du récit. En la matière, il y a celles que l'on mesure, chiffres à l'appui, sur lesquelles chercheur·es et personnel d'expertise en santé tiennent « un discours sur ». Puis il y a celles qui se révèlent au prisme des expériences intimes en relation avec l'accès aux soins, le droit à la santé et à la vie, et dont les situations exposées dans cet ouvrage portent la trace. Certaines de ces inégalités scandalisent, d'autres beaucoup moins tant elles rentrent dans une certaine normalité eu égard aux situations économiques de pays à faibles ressources. Il semblerait que celles dont témoigne le docteur Ouattara, qui traversent le quotidien des soignants et des personnes malades dans plusieurs des pays des Suds, en font partie. Pourtant, elles relèvent d'une violence systémique dont l'ancrage est multi scalaire, liant dynamiques locales et globales – celles des relations Nords-Suds – ; ces dynamiques placent continuellement nombre de médecins dans l'incapacité à délivrer des soins « dignes » alors qu'ils ont appris comment le faire, et nombre de malades dans l'impossibilité de recevoir ces soins.

C'est alors une violence de la défaillance plus particulièrement politique qui s'expose à travers ces innombrables situations d'incapacité à soigner, à maintenir la vie, qui traversent la narration et que partagent indiscutablement les soignant·es, les malades et les familles.

C'est aussi d'une économie morale du soin dont il est plus fondamentalement question. Si par son récit, le docteur Ouattara en souligne certaines dimensions telles qu'elle les éprouve à l'aune de son expérience et ouvre une fenêtre sur les accommodements mis en place pour que la déontologie médicale et une certaine éthique de la prise en charge résistent tant bien que mal au cours des relations de soin, on peut mesurer plus globalement la vulnérabilité que fabriquent ces contextes de soin et que subissent de nouveau, certes sous des modalités différentes, les équipes soignantes, les personnes malades, et les familles qui les accompagnent dans leur quête thérapeutique.

Pourtant une différence majeure se dessine entre l'exercice de la médecine tel que je l'ai étudié dans les années 1990 et celui qui est présenté dans cet ouvrage : il s'agit de l'usage des nouvelles technologies de l'information et de la communication (NTIC), et corrolairement des supports numériques. Plusieurs bénéfices semblent s'y rattacher. Ces nouveaux outils permettent que certaines informations circulent rapidement entre médecins, et entre médecins et malades, où qu'ils se trouvent et sans nécessité de multiplier les déplacements (pour identifier des lits d'hopitaux disponibles, pour communiquer des résultats d'examens, établir un suivi, etc.). Ils servent par conséquent la qualité de la relation de soin. Ils permettent également aux médecins de solliciter leurs collègues, parfois éloignés géographiquement, pour étayer un diagnostic, demander un avis de spécialiste sur une orientation thérapeutique. Ils soutiennent alors la construction des savoirs. Ce sont autant de supports dont on peut faire l'hypothèse qu'ils contribuent de manière considérable à l'élaboration et à l'agencement des pratiques médicales quotidiennes des médecins, tout en atténuant un sentiment de sollitude dans la difficulté. Ce sentiment était très présent dans les entretiens réalisés trente ans plus tôt.

Face à de telles conditions, certains médecins sont conduits à abaisser momentanément leur seuil de sensibilité dans le but de pouvoir continuer à exercer leur métier. Mais cela ne les protège pas de souffrances qui irriguent au plus intime de leur vie, bien au-delà des temporalités du travail, face à leur incapacité à mettre en pratique ce qu'ils ont appris. Quant aux personnes malades, c'est au plus profond de leur chair et de leur âme qu'elles vivent quantité d'offenses envers la dignité humaine.

De tels récits de vie sont par conséquents fondamentaux, à deux niveaux. Ils le sont, d'une part, pour l'anthropologie qui porte l'ambition de prendre part au projet de « dire » les multiples manières d'habiter une profession et de s'approprier un domaine de travail au cœur des vies d'hommes et de femmes communément amenés à éprouver la maladie et la quête de santé, quels que soient les lieux où ils·elles résident. Ils le sont, d'autre part, au regard de cette problématique centrale de l'inégalité des vies dont le domaine de la santé est particulièrement pourvoyeur et en même temps révélateur. Une anthropologie engagée, attentive à inscrire ses préoccupations de recherche dans les grands défits sociétaux, peut apporter sa contribution, ne serait-ce que pour participer à en limiter l'invisibilité tout en rappelant leur caractère éminemment inacceptable.

BIBLIOGRAPHIE

ADELL N. (dir), 2022. *La vie savante. La question biographique dans les sciences humaines*, Paris, PUF.

ARBORIO S., 2009. *Épilepsie et exclusion sociale : de l'Europe à l'Afrique de l'Ouest*, Paris, Karthala-IRD.

BHARGAVA R., 2013. Pour en finir avec l'injustice épistémique du colonialisme. *Socio*, 1, p. 41-75.

BEAUD S., 2018. *La France des Belhoumi. Portraits de famille (1977-2017)*, Paris, La Découverte.

BOURDIEU P., PASSERON J.-C., 1964. *Les Héritiers. Les étudiants et la culture*. Paris, Minuit.

DESCLAUX A., DIARRA A., MUSSO S. (dir.), 2021. *Guérir en Afrique. Promesses et transformations*, Paris, L'Harmattan.

FANCELLO S., BONHOMME J., 2018, L'Etat et les institutions face à la sorcellerie, *Cahiers d'Etudes Africaines*, 3-4, p. 573-591.

FARGE A., 2016. *La vie fragile. Violence, pouvoirs et solidarités à Paris au XVIIIème siècle*, Paris, Essai (Poche).

FASSIN D., 2018. *La vie. Mode d'emploi critique*. Paris, Seuil.

FERRAROTTI F., 1983. *Histoire et histoires de vie*. Paris, Librairie des Méridiens.

GOBATTO I., 1999. *Etre médecin au Burkina Faso. Dissection sociologique d'une transplantation professionnelle*, Paris, L'Harmattan.

GOBATTO I., 2020, Plaidoyer pour considérer les sensibilités des anthropologues et des personnes enquêtées dans les soins délivrés en contexte de pauvreté. Réflexivité à partir d'exemples africains, *Recherches qualitatives*, 39 (2), p. 15-36.

HOURS B., 1985. *L'Etat sorcier. Santé publique et société au Cameroun*, Paris, L'Harmattan.

HUGHES E.C., 1958. *Men at their Work*. Glenoce, The Free Press.

INGOLD T. (Ed.), 2022. *Knowing from the inside. Cross-Disciplinary Experiments with Matters of Pedagogy*, Bloomsbury Academy.

JAFFRE Y., OLIVIER DE SARDAN J.P. (dir.), 2003. *Une médecine inhospitalière. Les difficiles relations entre soignants et soignés dans cinq capitales d'Afrique de l'Ouest*, Paris, Karthala.

KANE H., 2018, *Anthropologie de la santé infantile en Mauritanie. Taire et soigner*, Paris, L'Harmattan.

LOCK M., N'GUYEN V.K., 2010. *An Anthropology of Biomedicine*, Chichester, Wiley Blackwell.

MABANCKOU A. (dir.), 2017. *Penser et écrire l'Afrique aujourd'hui*. Paris, Seuil.

MBEMBE A., SARR F. (dir.), 2017. *Écrire l'Afrique-Monde, Ateliers de la Pensée*. Dakar-Saint-Louis-du Sénégal-Paris, Philippe Rey.

MORICONI-EBRARD F., HEINRIGS P., TREMOLIERES M. (dir.), 2020. *Dynamiques de l'urbanisation africaine 2020, Africapolis, une nouvelle géographie urbaine*, OECD iLibrary https://doi.org/10.1787/481c7f49-fr.

OUATTARA F., GRUENAIS M.E., RICHARD F., OUEDRAOGO C. (dir.), 2016. *Accompagner les femmes à la maternité au Burkina Faso. Anthropologie et santé publique dans un projet d'amélioration des soins obstétricaux*. Paris, L'Harmattan.

VASSEUR P., KANE H., LE GRAND FOSSO A., 2022. Des soins différenciés aux violences en salle de naissance : études en Afrique de l'Ouest et du Centre, *Anthropologie & Santé*, https://doi.org/10.4000/anthropologiesante.11399

SANTOS B., 2018. Épistémologies du Sud, *Études rurales*, 187 (2011), http://journals.openedition.org/etudesrurales/9351

TABLE DES MATIÈRES

Structures éditoriales du groupe L'Harmattan

L'Harmattan Italie
Via degli Artisti, 15
10124 Torino
harmattan.italia@gmail.com

L'Harmattan Hongrie
Kossuth l. u. 14-16.
1053 Budapest
harmattan@harmattan.hu

L'Harmattan Sénégal
10 VDN en face Mermoz
BP 45034 Dakar-Fann
senharmattan@gmail.com

L'Harmattan Cameroun
TSINGA/FECAFOOT
BP 11486 Yaoundé
inkoukam@gmail.com

L'Harmattan Burkina Faso
Achille Somé – tengnule@hotmail.fr

L'Harmattan Guinée
Almamya, rue KA 028 OKB Agency
BP 3470 Conakry
harmattanguinee@yahoo.fr

L'Harmattan RDC
185, avenue Nyangwe
Commune de Lingwala – Kinshasa
matangilamusadila@yahoo.fr

L'Harmattan Congo
219, avenue Nelson Mandela
BP 2874 Brazzaville
harmattan.congo@yahoo.fr

L'Harmattan Mali
ACI 2000 - Immeuble Mgr Jean Marie Cisse
Bureau 10
BP 145 Bamako-Mali
mali@harmattan.fr

L'Harmattan Togo
Djidjole – Lomé
Maison Amela
face EPP BATOME
ddamela@aol.com

L'Harmattan Côte d'Ivoire
Résidence Karl – Cité des Arts
Abidjan-Cocody
03 BP 1588 Abidjan
espace_harmattan.ci@hotmail.fr

Nos librairies en France

Librairie internationale
16, rue des Écoles
75005 Paris
librairie.internationale@harmattan.fr
01 40 46 79 11
www.librairieharmattan.com

Librairie des savoirs
21, rue des Écoles
75005 Paris
librairie.sh@harmattan.fr
01 46 34 13 71
www.librairieharmattansh.com

Librairie Le Lucernaire
53, rue Notre-Dame-des-Champs
75006 Paris
librairie@lucernaire.fr
01 42 22 67 13

www.ingramcontent.com/pod-product-compliance
Lightning Source LLC
LaVergne TN
LVHW021223061026
849535LV00008B/2882